Lebensgestaltung durch Bewusstsein

Das neue Selbstheilungsprogramm

Ideen, Trends und gesellschaftliche Phänomene werden oft durch einzelne Worte oder kurze Sätze auf einen Nenner gebracht, um dadurch prägnant und für jeden verständlich die Situation zu beschreiben. So steht einem »Das Leben ist schön« beispielsweise ein »Schluss mit lustig« gegenüber.

Ein altes Sprichwort sagt: Hilf dir selbst, dann hilft dir Gott. Den ersten Schritt zur Heilung muss jeder selbst tun.

So etwas gibt es auch in der Medizin. Dem typisch schulmedizinischen Schubladendenken, der schematisierten Behandlung nach dem Wenn-Dann-Prinzip, steht gewissermaßen als Kontrapunkt das Behandeln nach alternativen Methoden gegenüber, die gern mit dem Satz umschrieben werden: »Wer heilt, hat recht!«

Auf der Suche nach dem eigenen Heil, auf der Suche nach Gesundheit sind dem Menschen also Tür und Tor geöffnet – freier Eintritt für alle auf den Tummelplatz der Heilerszene, um zu bekommen, wonach man sucht, und das möglichst schnell wirksam, aber ohne Nebenwirkungen und ohne schmerzhaften Eingriff. Der Heiler wird es schon richten. Man muss nur den richtigen finden, sich seinen therapierenden Händen hingeben oder den Mund aufmachen, um Pillen – sei es in Form der jüngst wieder scharf kritisierten Homöopathika oder aller möglichen Schüßler-Salze – zu schlucken und auf deren Wirkung zu warten.

Durch den individuellen Geist die Wirklichkeit gestalten

Aus den Händen fließt Heilenergie, was sogar durch Biophotonenmessungen nachgewiesen werden kann. In der Akupunktur wird mit Korrekturnadelungen blockierte Energie wieder zum Fließen gebracht, Shiatsu-Experten drücken bestimmte Punkte am menschlichen Körper, allerorten wird meditiert und entspannt. Von den einen verteufelt und als Scharlatanerie abgetan, von den anderen geliebt und gern genutzt. Die Zahl derer, die sich alternativen Behandlungsmethoden verschreiben, geht in die Hunderttausende; die Zahl derer, die sich als Heiler berufen fühlen und als solche praktizieren, geht in die Zehntausende. Wie viele Menschen auf die Selbstheilung vertrauen, in ihrem Körper einen »inneren Arzt« suchen und zu finden hoffen, sich der Idee verschreiben, dass sie selbst es sind, die für Heilung sorgen können, ist nicht bekannt. Darüber wird kaum berichtet, kaum gesprochen.

Die Zukunft von Heilung liegt in der Vereinigung von Körperintelligenz und kosmischer Intelligenz.

Mit der »Neuen Medizin«, die jetzt in den Fokus des Interesses rückt und als Quantenmedizin oder auch Quantenheilung bezeichnet wird, ist das anders. Sie ist einfach und stellt den Patienten mit seinem gestaltenden Bewusstsein in den Mittelpunkt der Betrachtung, der Therapie, die eine Selbstbehandlung sein kann und soll. Sie macht es endlich auch klar, dass es keines externen Heilers bedarf bzw. es diesen gar nicht gibt, sondern dass jeder Mensch in sich – und auch nur in sich – die Kraft des Heilens hat und damit durch den individuellen Geist die Wirklichkeit gestaltet. Die Akzeptanz dieser Betrachtungsweise steigt. Wenn wir nun das »Heilen« etwas weiter fassen und alle Aspekte des Lebens – etwa Beruf, Familie, Erfolg, Beziehungen, Reichtum – mit einbeziehen, bekommt diese Betrachtungsweise erst die vollumfängliche Größe, die wir in unserem Modell aufzeigen.

Jeder kann Matrix Inform erlernen. Die ersten Schritte finden Sie in unserem Buch »Matrix Inform – Heilung im Licht der Quantenphysik« sowie in weiterführender und vertiefender Form in dem vorliegenden Buch. Die theoretischen Zusammenhänge und die praktischen Anwendungen werden in den Seminaren des Heede-Instituts (siehe S. 173) gelehrt.

Matrix Inform ist »Quantenmedizin«

Matrix Inform ist als Selbstheilungsmethode auf dem Boden der Quantentheorie konzipiert und als solche auch leicht erlernbar. Matrix Inform ist für alles und jeden in der Anwendung geeignet. Voraussetzung ist lediglich, den ersten Schritt auf dieses Modell hin zu tun. Ganz nach der östlichen Weisheit: Auch die längste Reise beginnt mit dem ersten Schritt. Der Vorteil hierbei ist, dass es sich nicht um eine lange Reise handeln muss – man muss nur selbst aktiv werden.

Auch mit Matrix Inform fliegen dem Rat- und Hilfesuchenden die gebratenen »Gesundheitstauben« nicht in den Mund. Sollen sie auch nicht – Matrix-Inform-Anwender sind keine Heiler und Retter. Sie leisten Hilfestellung und stellen eine Verbindung zu schnell schwingenden bzw. lichtvollen Energien her. Die Selbstverantwortung für den eigenen Körper, das eigene Leben, das präventive Tätigwerden und die Selbstheilung in allen Bereichen sind das Credo der Anwendung und der Verfasser dieses Buchs.

Wir heilen und erretten nicht, wir wissen nicht einmal, ob wir recht haben – wir wissen nur, dass es funktioniert, manchmal blitzschnell, manchmal in einem längeren Prozess.

Günter Heede
Dr. med. Wolf Schriewersmann

Einleitung

Von Physik über Quantenphysik zur Metaphysik

Die Physik, wie wir sie heute kennen und die die Grundlage unserer Realität bildet, lässt sich weitestgehend auf den englischen Physiker und Mathematiker Sir Isaac Newton (1642–1742) zurückführen. Als grundlegende Naturwissenschaft beschreibt sie die Gesetze der Natur. Sie beschäftigt sich mit der größten Dichte oder, wie wir zu sagen pflegen, mit der dritten Dimension, dem manifestierten Ausdruck von Energie und Information. Sie beschreibt die Materie, alle Dinge, alle Körper und die Zusammenhänge auf dieser Ebene.

Die kleinste Einheit der Newtonschen Physik ist das Atom. Die physikalischen Vorgänge lassen sich mit entsprechenden Messgeräten nachprüfen und sind reproduzierbar. Das ist ein entscheidender Vorteil, womit diese Physik das liefert, was man im herkömmlichen Sinne von einer Wissenschaft verlangt. Sie ist die Realität, wie wir sie wahrnehmen.

Die Realität der dritten Dimension ist mit den physikalischen Gesetzen erklärbar.

Die »neue Physik«, die Quantenphysik, gibt es seit Anfang des 20. Jahrhunderts; sie beschäftigt sich mit dem Verhalten und der Wechselwirkung kleinster Teilchen, subatomarer Partikel. Diese Erscheinungsformen weisen eigentlich gar keine Teilcheneigenschaften mehr auf.

Die vierte Dimension der morphischen Felder

Aus der Physik kennen wir das Atom, das wiederum aus dem Atomkern – Protonen und Neutronen, mittlerweile auch als Quarks bekannt – sowie aus der Elektronenhülle besteht. Unterteilt man auch diese weiter, so kommt man auf die Ebene der aktuell als kleinste Teilchen bezeichneten Quanten und Photonen. Die Quantenphysik sagt, dass alle Materie zu 99,99999 Prozent aus NICHTS besteht und dass der verbleibende Rest auch nur alle 10^{-9} bis 10^{-23} Sekunden vorhanden ist. Vereinfacht könnte man also sagen: Materie ist fast NICHTS und fast nie da. Quantenphysiker beschäftigen sich demnach nicht mit der Materie bzw. den festen Stoffen, sondern mit Energie, Information und Schwingung.

Die Quantenphysik unterliegt völlig anderen Gesetzmäßigkeiten als die naturwissenschaftliche Physik.

Wenn wir die Newtonsche Physik der dritten Dimension zuordnen, so möchten wir, die Autoren dieses Buchs, die Quantenphysik in unserem Modell der vierten Dimension bzw. den morphischen Feldern oder einer astralen Welt zuordnen.

Morphisches und morphogenetisches Feld

Die Feldvorstellung des britischen Autors und Biologen Rupert Sheldrake (siehe S. 48ff.) hat zunächst einmal Ideencharakter; sie ist wissenschaftlich zwar noch nicht untermauert, in ihrer Doppelstruktur für unsere Arbeit und unser Modell jedoch sehr hilfreich.
Doppelstruktur deshalb, weil zwischen morphischen und morphogenetischen Bereichen unterschieden werden muss. Mit Morphogenese ist die formgebende Entwicklung eines Lebewesens gemeint, morphisch dagegen ist eher die statische Beschreibung einer gegebenen Situation.

Metaphysik – eine Physik der besonderen Art

Die Metaphysik ist auf Aristoteles, den griechischen Philosophen aus dem 4. Jahrhundert v. Chr., zurückzuführen. Die Vorsilbe »meta« kommt aus dem Altgriechischen und bedeutet so viel wie danach, hinter, jenseits. »Physis« ist ebenfalls altgriechisch und steht für Natur oder natürliche Beschaffenheit.

Somit können wir ableiten, dass Metaphysik die Dinge jenseits der Newtonschen und der Quantenphysik beschreibt. Sie stellt demnach eher eine Philosophie denn eine Physik dar und lässt sich dem Bereich der Spiritualität zuordnen.

Im NICHTS herrscht reines Bewusstsein. Wenn wir uns mit dem NICHTS verbinden können, ist alles möglich.

Metaphysik ordnen wir in unserem Modell der fünften Dimension und höher zu, im Folgenden auch als 5D+ bezeichnet. Sie beschreibt nach unserer Ansicht das reine Bewusstsein. Das Bewusstsein und alles, was damit zusammenhängt, spielt bei unserer Methode wie überhaupt in der Quantenmedizin eine wichtige Rolle, wenn nicht die wichtigste überhaupt. Ab der fünften Dimension und höher gibt es keine Teilchen mehr, alles ist Schwingung. Für unsere realitätsbezogenen Sinnesorgane, unsere Möglichkeiten, die Dinge zu messen, zu wiegen und zu vergleichen, ist es das NICHTS. Für diese Ebenen haben wir keine Wahrnehmungsorgane; ebenso wenig haben wir Möglichkeiten, darauf Einfluss zu nehmen.

Grundsätzlich unterschiedliche Voraussetzungen

Im Allgemeinen betrachten wir die Dinge, indem wir sie immer weiter teilen und bei der Untersuchung immer feiner werden. Wir betrachten sie immer von uns ausgehend, d. h. von der Realität und größten Dichte aus, über die subtilen Zusammenhänge hinaus zum möglichen NICHTS. Je weiter wir uns gedanklich von den festen Dingen entfernen, desto schwieriger wird es, die Dinge zu greifen, zu beschreiben oder verständlich zu erklären.

Wenn wir die Physik, die Quantenphysik und die Metaphysik betrachten, müssen wir erkennen, dass sie von grundsätzlich unterschiedlichen Voraussetzungen in ihren Beschreibungen, Darstellungen und Erkenntnissen ausgehen.

Wenn wir diesen Ansatz konsequent weiterverfolgen, können wir auch annehmen, dass sich die Erkenntnisse der einzelnen Fachgebiete nicht ohne Weiteres vermischen oder vergleichen lassen – so wie sich die Quantenphysik beispielsweise auch nicht mit der Relativitätstheorie vermischen lässt.

Ohne Bewusstsein gäbe es keine Idee, keinen Wunsch, keine Manifestation, keine Realität.

Dennoch wollen wir in diesem Buch den Versuch wagen, ein Modell aufzustellen, das dimensionsübergreifend Erklärungen liefert, Zusammenhänge aufzeigt sowie Mittel und Wege zur Verfügung stellt, um sich dieses Wissen alltagstauglich zunutze zu machen. Damit lässt sich das Modell auch für Gesundheit, Erfolg auf allen Ebenen, die Lösung von Problemen und dergleichen mehr einsetzen – gewissermaßen als Allheilmittel. Daher drehen wir die Sichtweise um und stellen sie im wahrsten Sinne des Wortes auf den Kopf.

Am Anfang steht die Idee

Sehen wir uns einmal eine modellhafte Manifestation an, nach dem Prinzip: »Bewusstsein erschafft Realität«. Bevor etwas in der dritten Dimension zur Realität werden kann, müssen ein paar entscheidende Dinge initiiert worden sein – unabhängig davon, um welche

Sache, welchen Wunsch oder welchen Gegenstand es geht. Am Anfang steht die Idee. Aus der Idee wird die erste Matrix – der Plan, die Vorlage – erzeugt. Hier befinden wir uns noch im Bereich der Metaphysik bzw. auf der Stufe des Bewusstseins.

Diese Matrix wird nun in das morphische Feld übertragen und ist somit der erste Bestandteil des zu manifestierenden Körpers, Gegenstands oder Plans im morphischen Feld. Nun befinden wir uns im Bereich der Quantenphysik. Im morphischen Feld sind die Teilchen, etwa die Photonen, willkürlich und chaotisch im Raum verteilt. Die vom Bewusstsein erschaffene Matrix beeinflusst die Energiewellen erstmals, sie bekommen ihre erste Prägung. Aus dem gesamtmorphischen Feld entsteht ein kleines spezielles morphisches Feld des geplanten »Körpers«.

Nun werden nach dem Gesetz der Resonanz ergänzende Informationen im umgebenden morphischen Feld in Schwingung versetzt – es entsteht Anziehung. Die Energie dieses kleineren und persönlichen morphischen Felds nimmt zu, die ursprüngliche Idee verdichtet sich durch weiteres Hindenken und Hinfühlen. Entsprechend nimmt die Energie weiter zu, das Feld wächst und verdichtet sich immer mehr – so lange, bis eine Manifestation in der dritten Dimension erfolgt.

Quantenbewusstsein erschafft Realität: Bewusstsein erschafft eine Idee. Aus der Idee entsteht eine Matrix. Die Matrix wird in das morphische Feld übertragen. Durch Resonanz und Anziehung wird die Idee verdichtet. Die Verdichtung lässt Realität entstehen.

Wissen ist Macht

Wenn unsere Theorie zu diesem Modell stimmt, müsste eigentlich ALLES realisierbar sein. Das würde bedeuten, dass jeder Mensch als Schöpfer sich seine Welt so schaffen kann, wie er sie haben möchte – und auch, wie er sich haben und fühlen möchte.

In diesem Buch wollen wir den Beweis antreten, dass dieses Vorgehen möglich und eine solche Idee kein Hirngespinst, sondern tatsächlich umsetzbar ist. Wir wollen praktikable Übungen und Vorgehensweisen aufzeigen, die es ermöglichen, einfach, schnell und wirkungsvoll schöpferisch tätig zu werden, und dies auch mit Fällen aus der Realität belegen.

Der praktische Teil dieses Buchs macht Sie mit der Zwei-Punkt-Methode vertraut, gibt Ihnen Handlungsanweisungen für die Selbstheilung und zeigt, wie Sie sich mit Matrix Inform einem Problem und seiner Lösung nähern.

Gehen Sie mit uns auf die Reise in die Quantenwelt und erfahren Sie, wie Sie den Kurs Ihres Lebens neu festlegen und Ihr Leben selbst steuern können. Wir vermitteln Ihnen die Grundlagen von Matrix Inform auf dem Boden alten schamanischen Wissens in Verbindung mit aktuell gültigen und bewiesenen physikalischen Theorien.

Das Wissen um die Matrix und deren Stellung innerhalb der von uns aufgezeichneten Dimensionen und wie Sie diese Erkenntnisse mittels Ihres Bewusstseins am besten in Ihr Leben integrieren, ist ebenso Bestandteil der Ausführungen wie die Zusammenhänge der universellen Gesetze und ihrer praktischen Handhabung. Wir machen Sie mit den vier Energiekörpern vertraut und beschreiben die Verbindungen innerhalb der verschiedenen Körpersysteme. Sie erfahren, dass »Alles im Hier und Jetzt« ist, Sie lernen die Wirkung von Worten kennen und erlernen, wie Sie diese Kraft im täglichen Leben einsetzen. Das bewusste Wahrnehmen der Dimensionen und die daraus erkennbaren Wechselwirkungen lassen Sie zum Schöpfer Ihrer Realität werden.

Matrix Inform

Von der Quantenphysik zur Methode

Die Quantenphysik findet ihre Erklärungen in Modellen und bildet deshalb eine Grundlage für viele nicht erklärbare Phänomene. Wenn man diesen Erklärungen folgt und sie in einen praktischen Ansatz bringt, ergeben sich vollkommen neue Erkenntnisse darüber, wie Realität entsteht. In diesem Buch möchten wir die theoretischen Modelle in eine praktizierbare und vor allem wiederholbare Vorgehensweise kleiden.

Wir möchten Ihnen die Methode der Quantenheilung aber nicht nur als Methode zur Verbesserung körperlicher Gesundheitsprobleme vorstellen, sondern auch als Methode, die sich auf alle Lebensfragen, alle nur denkbaren Themen, die einer Klärung bedürfen, anwenden lässt: auf Beziehungsprobleme ebenso wie auf Lebenskrisen oder zur Stressbewältigung – auf was immer Sie belastet. Und deshalb sprechen wir nicht nur von Fällen, wie in der Medizin, sondern erläutern auch anhand von Beispielen, wie diese Alltagsarbeit mit Matrix Inform ablaufen kann.

Unser erstes Beispiel bezieht sich auf ein älteres Wohn- und Geschäftshaus, das verkauft werden sollte, und erklärt, wie Matrix Inform zur Realisierung von Wünschen eingesetzt werden kann. Auch

Theorie ist: Man kann etwas erklären, ohne zu wissen, wie es funktioniert.
Praxis ist: Alles funktioniert, nur keiner weiß, warum.
So ähnlich ist das auch mit Matrix Inform: In der Praxis funktioniert die Methode, in der Theorie bleibt sie modellhaft.

Sie können so Ihre Wünsche realisieren: Formulieren Sie Ihr Thema, in diesem Beispiel also einen Wunsch, formulieren Sie die Absicht und lassen Sie »die Welle laufen«. Wenn Ihnen diese Formulierung noch nicht geläufig ist – auf den folgenden Seiten erhalten Sie Antworten auf Ihre Fragen.

Fallbeispiel – der Verkauf eines Wohn- und Geschäftshauses

Eine Idee, einen Wunsch oder eine Vision schriftlich zu fixieren, ist die erste Voraussetzung für eine Manifestation.

»Schaffe, schaffe, Häusle baue« ist ein besonders in Süddeutschland bekanntes Motto. Irgendwann ist der Traum realisiert – doch plötzlich wird daraus eine belastende Immobilie. So auch bei Familie H. Der große Wohnkomplex mit einigen Nebengebäuden samt Werkstatt musste aufwendig saniert werden. Zwar waren alle Einheiten des Komplexes vermietet, doch standen die finanziellen Mittel für die Sanierung nicht zur Verfügung.

Sollte man also den alten Familienbesitz aufgeben, sich schweren Herzens von Liebgewonnenem trennen, vielleicht sogar eine Existenz gefährden, weil die Werkstatt an einen anderen Standort verlagert werden müsste? Nach zahlreichen Gesprächen und der Abwägung aller Faktoren stand fest: Das Anwesen musste verkauft werden – doch mit dem größtmöglichen Nutzen für die Besitzer.

Dem Ehepaar H., erfahrene und begeisterte Matrix-Inform-Anwender, war klar: »Um dieses Projekt zu einem erfolgreichen Abschluss zu bringen, bemühen wir das Universum!« Und so wurde das geplante Vorhaben als Absicht schriftlich fixiert: »Das Haus soll im Frühjahr 2009 verkauft sein.« Mit der Zwei-Punkt-Methode (siehe S. 118ff.) wurde die entsprechende Matrix generiert. So entstand aus dem bislang passiven, morphischen Feld ein aktives, morphogenetisches Feld. Mittels Bewusstsein wurden die »ruhenden« Informationen quantenphysikalisch aktiviert.

Lösung auf mehreren Ebenen

Neben dem Verkauf des Hauses war es den Eigentümern aber auch ein Anliegen, dass die Interessen der Mieter und die des Werkstattbetreibers berücksichtigt wurden. Auch hier galt es, eine Lösung für die Weiterführung der Mietverträge und – bei der Werkstatt – die Produktion spezieller Liegen zu finden. Mit einer »Welle« im Hinblick auf die »optimale Lösung« wurden auch so die weiteren Aspekte des Hausverkaufs energetisch umgesetzt.
Bereits wenige Tage später stellte sich das erste praktische Ergebnis ein: Ein Maklerbüro wollte den Verkauf regeln. Das morphogenetische Feld wurde aktiv. Und auch für den Hersteller der Liegen fand sich kurze Zeit später eine für ihn gänzlich andere, aber doch positive Situation: Die Suche nach neuen Räumlichkeiten erübrigte sich, da aufgrund der Gesamtkonstellation die Herstellung der Liegen problemlos aufgegeben und die Werkstatt ohne Verlust geschlossen werden konnte.

Manchmal werden uns Lösungen für ein Problem geboten, an die wir niemals gedacht hätten. So sollten wir uns auch für Unerwartetes öffnen.

Ein rundum perfekter Ablauf

An diesem Beispiel können Sie erkennen, dass das Universum viele für uns unbekannte und damit auch unerwartete Lösungen bereithält. Eine Erklärung hierfür könnte die »Viele-Welten-Theorie« von Hugh Everett III. (siehe S. 18) liefern – die Aufgabe der Werkstatt und damit der Produktion der Liegen war als Option gar nicht in Betracht gezogen worden.

Schließlich war genau nach »Wunschzeitplan« der Familie H. ein Käufer für den gesamten Gebäudekomplex gefunden, und man wurde sich relativ schnell über den Preis des Anwesens einig. Alle Mieter fanden binnen kürzester Zeit passende neue Mietobjekte – ein rundum perfekter Ablauf und Abschluss, wie man ihn sich besser nicht hätte wünschen können. Aus dem Problem der Haussanierung wurden die Idee und der Wunsch, das Haus zu verkaufen, geboren und erfolgreich mit Matrix Inform realisiert.

Wie genau Sie Matrix Inform zur Realisierung Ihrer Wünsche anwenden, erfahren Sie im praktischen Teil dieses Buchs (siehe S. 113ff.).

Die Vorgehensweise mit Matrix Inform ist dabei ebenso einfach wie wirkungsvoll:

- Unser Bewusstsein erschafft eine Idee.
- Aus der Idee entsteht eine Matrix.
- Die Matrix wird in das morphische Feld übertragen.
- Durch Resonanz und Anziehung wird die Idee verdichtet.
- Diese Verdichtung lässt Realität entstehen.

Kurzum: Bewusstsein erschafft Realität. Und diese Erkenntnis wird Sie durch das gesamte Buch begleiten.

Die »Viele-Welten-Theorie«

Ebenfalls eine sehr populäre Theorie, die das Verhalten von Quanten erklären soll, ist die des US-amerikanischen Physikers Hugh Everett III. (1930–1981). Die Theorie stammt aus dem Jahr 1957 und geht davon aus, dass es in der Quantenwelt unzählige Möglichkeiten von Ereignissen oder Zuständen gibt und dass diese bereits als Möglichkeit gleichzeitig vorhanden sind. Hugh Everett behauptete nun, dass diese Zustände in unterschiedlichen »Welten« existieren. Alles ist gewissermaßen bereits vorhandene Parallelrealität in getrennten Universen. In Physikerkreisen wird diese Theorie als ernst zu nehmende Angelegenheit diskutiert.

Wünsche – der Motor der Evolution

Egal, in welcher Lebenssituation Sie sich gerade befinden: Sie haben Wünsche. Wenn Sie krank sind, wollen Sie gesund sein, wenn Sie mittellos sind, wollen Sie mehr Geld haben, wenn Sie allein sind, möchten Sie einen geeigneten Lebenspartner haben, wenn Sie reich sind, streben Sie vielleicht nach Harmonie und Liebe. Die Aufzählung lässt sich unendlich fortsetzen. In dem Moment, in dem Sie keine Wünsche mehr haben, entsteht Stillstand. Wünsche schaffen die Voraussetzung für Veränderung, sie dienen der persönlichen Entwicklung und Entfaltung und ermöglichen es, Erfahrungen und Erkenntnisse für sich und das Kollektiv Mensch zu gewinnen.

Wer sagt, er sei wunschlos glücklich, hat seine Entwicklung für diese Phase seines Seins abgeschlossen. Er hat für diese Inkarnation kein Entwicklungspotenzial mehr, er ist zufrieden und sitzt im wahrsten Sinne des Wortes seine verbleibende Zeit auf dieser Erde ab. Doch sehen Sie sich die Menschen einmal an, die von sich behaupten, sie seien wunschlos glücklich; machen Sie sich Ihr eigenes Bild davon und fragen Sie sich, ob der Zustand des wunschlos Glücklichseins auch für Sie in Betracht kommt.

Wenn Sie sich entwickeln wollen und noch zahlreiche unerfüllte Wünsche in sich tragen, können wir Ihnen mit diesem Buch Informationen und sowohl praktizierbare als auch reproduzierbare Möglichkeiten dafür mit auf den Weg geben.

Aus der aktuellen Lebenssituation

Setzen wir einfach einmal voraus, dass Ihr Körper nur ein Teil von Ihnen ist – die Hülle, das Gefäß, der Tempel oder das Vehikel, das Sie benötigen, um in der dritten Dimension, d. h. in dieser Realität, existieren zu können. Setzen wir weiterhin voraus, dass Ihr Körper von etwas belebt ist. Dann taucht sofort die Frage auf: Wovon ist der

Körper belebt? Die Antwort könnte lauten: von der Seele, vom Geist, vom Höheren Selbst – je nachdem, was Sie bereits in der Vergangenheit als Wissen und Erkenntnis erworben haben. Wir sprechen in unserem Modell von Bewusstsein. Ihr Bewusstsein belebt Ihren Körper, und dieses Bewusstsein hat sich viel vorgenommen. Es lenkt z.B. durch Wünschen die Aufmerksamkeit auf noch unbekanntes Terrain. Wünsche begleiten jeden von uns, sie geben uns Ziele, Ansporn und Richtung. Wird ein Wunsch erfüllt, befriedigt das Erreichte so lange, bis die gewonnenen Erkenntnisse und Erfahrungen energetisch integriert sind und die geänderte Realität zur Gewohnheit geworden ist.

Mit Matrix Inform können Sie lernen, Ihre Wünsche Realität werden zu lassen. Und dies gilt für alle Lebensbereiche: für Familie und Freizeit, für Berufs- und Geschäftsleben, für Leistungssportler, Künstler und Musiker. Dabei spielt es keine Rolle, wie Ihr Leben momentan aussieht, ob Sie krank oder gesund sind, arm oder reich, allein oder mit Familie durchs Leben gehen. Die Veränderungen beginnen immer aus der aktuellen Lebenssituation heraus. Dass dies möglich ist, zeigen uns die täglichen Erfahrungen von und mit uns selbst und die vielen positiven Erfahrungsberichte von Matrix-Inform-Anwendern.

Jeder Wunsch, der einmal realisiert wurde, verliert Kraft und gerät in den Hintergrund. Jeder Wunsch, der realisiert werden soll, braucht die Kraft des Wollens.

Wünsche erwachsen aus Problemen

Matrix Inform ist kein Selbsterfahrungskurs und versteht sich nicht als Ratgeber, wie Sie Ihr Leben zukünftig gestalten sollen. Allerdings haben Sie mit Matrix Inform die Möglichkeit, Probleme zu erkennen und sie zu lösen, um beispielsweise einen komplett neuen Lebensweg beschreiten zu können. Hinderliche Einflüsse aus dem Unterbewusstsein verschwinden; Sie wissen, was Sie wirklich wollen, Sie verlaufen sich nicht mehr in einem unübersichtlichen Urwald von Wünschen und Erwartungen. Ihre Probleme machen Sie auf Zustände aufmerksam, die es zu ändern gilt. Aus Problemen entstehen Wünsche. Geht es beruflich nicht gut, entsteht der Wunsch nach einer besseren Tätigkeit. Haben Sie Schulden, entsteht der Wunsch nach einem besseren Verdienst oder einem zusätzlichen Einkommen. Sind Sie krank, möchten Sie gesund werden.

Probleme sind ein Hinweis auf Disharmonie mit dem inneren Wunsch auf Ausgleich und Harmonie. Wird Ihnen das bewusst, können Sie Ihr Leben unbeschwerter gestalten und eine Balance finden zwischen dem, was Sie wollen und als Ziel ansehen, und dem, was das Alltagsleben dennoch an unvermeidlichen Problemen für Sie bereithält. Auf diesem Weg müssen Sie nicht mehr darauf warten, bis jemand kommt und Ihnen sagt oder zeigt, wie Sie leben sollen, wie Sie Ihre Probleme lösen und wie Sie sich glücklicher fühlen können. Denn das Potenzial zur Problemlösung besitzen Sie bereits – in sich selbst.

Mit Matrix Inform können Sie lernen, umzudenken und neue Wege zu finden, ob es sich dabei nun um ein aktuelles Thema oder um eine völlig neue Lebensgestaltung handelt.

Das Ziel, das Sie mit Matrix Inform erreichen können, besteht u. a. in Leichtigkeit – auf körperlicher und seelischer Ebene –, vorausgesetzt, Sie sind bereit, sich von überflüssigem Ballast zu trennen. Damit müssen Sie sich bis zu einem gewissen Grad auch von Ihrer Vergangenheit trennen: Was gestern war, muss das Heute nicht mehr gestalten.

Die Wurzel des Problems

Die oberste Prämisse von Matrix Inform lautet: Lösen Sie Ihre Probleme ganzheitlich. Bekämpfen Sie nicht nur ein Symptom – beispielsweise Ihre Rückenschmerzen. Mit einem solchen Ansatz werden Sie immer wieder neu beginnen müssen. Zwar haben Sie mit

Matrix Inform möglicherweise ganz schnell ein Symptom beseitigt – aber eben nur ein Symptom. Jedes Symptom hat eine Ursache, ein zugrunde liegendes Thema. Hier liegt der Dreh- und Angelpunkt. Es gilt, an die Quelle zu gehen und dort zu sanieren – völlig egal, worum es sich im Einzelfall handelt, wodurch das Problem verursacht wurde oder wie lange es schon in Ihnen schlummert.

Ihre Gesundheit, Ihr Wille zur Veränderung – alles beginnt immer zuerst bei Ihnen selbst.

Mit Matrix Inform können Sie ganz neue Verhaltensmuster entwickeln, die helfen, mit allen Dingen im Leben besser umgehen zu können. Machen Sie sich nur klar, dass Sie es sind, der handeln muss, andere können es nicht für Sie tun! Andere können Ihnen höchstens Hilfestellung geben.

Genauso ist es auch bei der Anwendung von Matrix Inform: Die praktische Vorgehensweise befähigt Sie zur Selbsthilfe, wenn Sie wissen, wie es funktioniert. Kommen Sie einmal allein nicht klar, kann Ihnen ein anderer Matrix-Inform-Anwender helfen. Wie Sie Ihre Gedanken, Ihre Gefühle und Ihr Wollen beeinflussen, wie Sie die universelle Energie nutzen können, um sich in eine Transformation zu begeben, zeigen wir Ihnen im Laufe dieses Buchs.

Quantenphysik

Die Mutter der Idee

Matrix Inform ist gewissermaßen die deutsche Übersetzung einiger Aspekte des – z. B. polynesischen – Schamanismus und führt demnach uralte Traditionen fort. Die Arbeit mit der Matrix ist keine »neumodische« Erfindung der Neuen Welt.

Matrix Inform ist ein Modell, das auf den Erkenntnissen der Quantenphysik beruht. Diese Form der Physik, die die »alte Physik« teilweise ablöste, feiert mittlerweile selbst ihren 100. Geburtstag. Mit Matrix Inform gelangen wir in einen Bereich, in dem sich Wissenschaft und Glaube zusammenfinden; sie treffen sich in einer unsichtbaren Welt, die sich formgebend auf unsere materielle Welt auswirken kann.

Das zugrunde liegende Modell unserer Ideen und Gedankengänge haben wir in unserem Buch »Matrix Inform – Heilung im Licht der Quantenphysik« detailliert dargestellt.

Es geht uns nicht darum, Ihnen ein neues Weltbild vorzustellen oder eine neue Religion zu stiften; doch mit Matrix Inform haben Sie die Möglichkeit, Ihr Leben und Ihre Welt, so wie Sie sie sehen, neu zu erleben – durch die Gestaltungskraft Ihrer Gedanken, Ihrer Gefühle und Ihres Wollens.

Wenn Sie sich zum ersten Mal mit dieser Materie befassen, bekommen Sie im Folgenden eine intensive und kompakte Zusammenfassung des Themas, die Ihnen einen Zugang zu den Ideen und Gedankengängen vermitteln soll, die dem Modell von Matrix Inform zugrunde liegen.

Ein Weg zu neuen Erkenntnissen

In den letzten Jahrzehnten forschten die Physiker immer weiter und tiefer, um immer noch kleinere Elementarteilchen zu entdecken; derzeit scheint es ihnen sogar gelungen zu sein, den sogenannten Urknall zu entschlüsseln. So führten im Frühjahr 2010 Experimente zur Erforschung dieses 10^{17} Sekunden alten Vorgangs bei CERN, dem Europäischen Kernforschungszentrum in der Schweiz, zu spannenden Ergebnissen. Doch bleibt die letzte Wahrheit im Hinblick auf die universelle Energie, die metaphysischen Sichtweisen, die viele Menschen als Gott oder göttlich bezeichnen, weiterhin verschlossen. Sie ist zumindest auf der wissenschaftlichen Ebene nicht beweisbar. Denn wie bereits erwähnt, lassen sich die naturwissenschaftliche Physik, die Eigenschaften von Quanten und die metaphysischen Erkenntnisse nicht in einem Erklärungsmodell zusammenfassen. Solange wir dies aber nicht können, bleiben viele Fragen offen, was möglicherweise Konsequenzen für uns, unsere alltägliche Realität und unser Leben in der dritten Dimension hat.

Alles, was mit Quantenphysik zu tun hat, führt letztlich zu der Erkenntnis, dass auch diese neue Physik lediglich ein Modell ist, um bestimmte Abläufe auf atomarer und subatomarer Ebene zu beschreiben. In letzter Konsequenz kann man diese Abläufe sprachlich nicht oder kaum erfassen.

Das mechanistische Weltbild und die Folgen

Die ursprüngliche Einheit von Mensch und Natur wurde vom mechanistischen Weltbild gemäß den Vorstellungen des französischen Philosophen und Naturwissenschaftlers René Descartes (1596 bis 1650) abgelöst. Das griechische Prinzip, alles bis ins Kleinste zu zerlegen und isoliert zu betrachten, hat sich bis heute gehalten – durch die immer weiter zunehmende Spezialisierung vor allem in der Medizin. Ganzheitliches Denken ist in den Hintergrund getreten. Das war nicht immer so.

- In den indischen Schriften, den Veden, einer Sammlung religiöser Texte, die man auf ein Alter von rund 7000 Jahren schätzt, ist von »Indras Netz« die Rede, einem Netz, das das ganze Universum durchzieht und alles zusammenhält. Indra war einmal der höchste indische Gott, der »König« der Götter.
- Die Chinesen schufen mit der kreisförmigen Monade und deren Anteilen von Yin und Yang das Symbol für Einheit.
- Jesus wusste um diese Einheit (Joh. 10, Vers 30).
- Der Philosoph und Wissenschaftler Aristoteles lebte um 350 v. Chr. in Griechenland; ihm wird der Spruch zugeschrieben: »Das Ganze ist mehr als die Summe seiner Teile.« Er war der Ansicht, die Realität stelle eine Einheit aus vielen Möglichkeiten dar. Alles Wesentliche sei in der Idee eines Objekts bereits enthalten.
- Viele andere griechische Naturphilosophen glaubten ebenfalls, dass das Universum eine organische Einheit mit einer gewissen Grundsubstanz sei.
- Noch 1500 Jahre später, im Mittelalter, ging man von dieser Einheit aus: So beschreibt beispielsweise Hildegard von Bingen die Einheit von Kosmos und Mensch.

In der Vergangenheit betrachteten die Menschen die Erde, den Kosmos, sich und die Natur als eins. Es gab keine Trennung, alle Ereignisse waren irgendwie miteinander verwoben.

Allerdings verabschiedete man sich zu Aristoteles' Zeiten schon teilweise von den einheitlichen Ansätzen von Geist und Materie – es gab gewissermaßen eine philosophische Gegenströmung. Der Grieche Demokrit (460–371 v. Chr.) zerlegte die Welt in immer kleinere Teilchen, bis dies aus physikalischen Gründen nicht mehr weiter ging. Aus dieser Zeit stammt auch die Wortschöpfung »Atom«, denn das von Demokrit geprägte »a-tomos« bedeutete so viel wie unteilbar, also kleinstes mögliches Teilchen.

Atome und Elementarteilchen

Grundsätzlich versteht man unter Elementarteilchen die Teilchen, die nicht weiter zerlegt werden können. Der positiv geladene Atomkern enthält Neutronen und Protonen. Zerlegt man diese, erhält man die sogenannten Quarks. Wer es noch genauer wissen möchte, möge sich weiterhin über Baryonen, Anti-Quarks, Mesonen und Hadronen informieren – dies sind die neuen Elementarteilchen.

Wir glauben, dass es Atome gibt, weil die Wissenschaft uns das erzählt. Doch haben Sie schon einmal mit eigenen Augen ein Atom gesehen?

Endgültig verworfen wurde das Bewusstsein der Einheit von Geist und Materie im 17. Jahrhundert mit Descartes und Newton. Alles Lebendige – Menschen, Tiere und Pflanzen – wurde als Materie betrachtet, die wie eine Maschine funktioniert. Als die »wahre Wirklichkeit« wurde nur das angesehen, was man mit den Sinnen wahrnehmen oder mit technischem Gerät messen konnte. Und dabei machte die Wissenschaft immer größere Fortschritte – Gott blieb auf der Strecke. Seit dieser Zeit entwickelte sich auch die moderne Medizin entsprechend: Sie wurde zur Reparaturmedizin in großem Umfang. Lediglich die psychosomatische Medizin fragt nach der Verbindung von Körper und Geist.

Neue Einheit dank Quantenphysik

Nun ist wohl das materialistische Weltbild seinerseits von der Quantenphysik abgelöst worden. Das, was wir für Materie halten, ist in Wirklichkeit, so die Quantenphysiker, ein großes NICHTS, materiefreier Raum, »Antimaterie«. Im Bereich der Impulse und

Schwingungen stellt Materie lediglich ein verwirklichtes Potenzial aus einer Reihe sehr vieler Möglichkeiten dar. Diese Veränderungen erfolgen aus einem einzigen Feld heraus, aus dem nach Ansicht der Quantenphysiker das ganze Universum besteht.

Der Mensch spielt bei dieser Betrachtungsweise des subatomaren Raumes stets die Rolle des einflussnehmenden Experimentators, da er misst und beobachtet. Und nicht nur das: Durch den Vorgang des Beobachtens sorgt der Betrachter dafür, dass eine Information zur Realität wird. Doch diese neue Physik wird noch unübersichtlicher, denn plötzlich sind die Teilchen weg und tauchen ganz woanders wieder auf – allerdings weiß niemand, wo. Die Teilchen selbst haben Kontakt miteinander, wissen übereinander Bescheid und reagieren in gegenseitiger Abhängigkeit aufeinander. Warum das so ist, weiß wiederum niemand.

Dennoch trat diese Erkenntnis bei den Quantenphysikern immer deutlicher hervor, je tiefer sie in die Materie – hier: in den subatomaren Raum – eindrangen. Alle Phänomene hängen miteinander zusammen und können nur als Teil eines Ganzen zu verstehen sein. Und damit sind wir wieder bei der alten Erkenntnis, dass das Ganze mehr als die Summe seiner Teile ist.

Alles hängt mit allem zusammen, es gibt nichts Abgetrenntes – eine moderne Art von Gotteserfahrung.

Das Atom – mehr Schein als Sein

Vor der Quantenphysik stellte man sich Atome als kleine feste Billardkugeln vor, die einander umkreisten wie Planeten auf ihren Umlaufbahnen um die Sonne. Dieses Modell hat so jedoch keinen Bestand mehr.

Es gibt zwar noch den Atomkern, und dieser besteht auch weiterhin aus Protonen und Neutronen. Neu ist jedoch, dass der positiv geladene Kern auf sogenannten Orbitalen von negativ geladenen Elektronen umgeben ist. Orbitale sind keine festen Umlaufbahnen, sondern eine Art Nebel, eine Wahrscheinlichkeitswolke.

Die Wahrscheinlichkeitsverteilung der Elektronen weist Werte von 0 bis 1 auf. Ist ein Teilchen an einem Ort fixiert, beträgt seine Aufenthaltswahrscheinlichkeit dort 100 Prozent (= 1), während sie an einer anderen Stelle gleich null ist. Dazwischen gibt es nur Aufenthaltswahrscheinlichkeiten und -tendenzen. Erst die Fixierung, also die Erfassung in der Realität, lässt die Wahrscheinlichkeitswelle kollabieren, d. h. gleich null werden.

Dieser Wellenkollaps wird uns noch öfter begegnen. Denn was wir mit Matrix Inform erreichen, ist ein solcher Wellenkollaps, und zwar durch bewusste Beobachtung, durch gerichtete Aufmerksamkeit. Matrix Inform ist angewandte Quantenphysik.

Der deutsche Physiker und Nobelpreisträger Werner Heisenberg (1901 bis 1976) formulierte die »Heisenbergsche Unschärferelation« und hielt fest, dass sich der Aufenthaltsort von Elektronen nicht exakt feststellen lässt. Ihre Position sei »unscharf«, im Raum »verschmiert« und könne nur im Rahmen einer Wahrscheinlichkeitsverteilung mathematisch angegeben werden.

Zwischen Atomkern und Atomhülle

Nachdem die beiden Bausteine eines Atoms vorgestellt wurden – der Atomkern und die sogenannte Elektronenwolke –, stellt sich die Frage, was die beiden verbindet, was im Raum zwischen Atomkern und Elektronenwolke vorhanden ist.

Irgendetwas muss es geben, fühlt sich doch alles recht fest an, wenn wir aus dem atomaren Bereich in den makroskopischen treten – vom menschlichen Knochen bis hin zum sprichwörtlich harten Diamanten. Beiden Strukturen werden Aktivität, Bewegung und Schwingung zugestanden.

Ein Vergleich: Nehmen wir an, der Atomkern wäre so groß wie ein Streichholzkopf; dann wären die Elektronen in ihrer Elektronenwolke von diesem Kopf, dem Atomkern, so weit entfernt wie die

Spitze des Eiffelturms vom Boden, auf dem er steht. Doch was überbrückt die Entfernung vom Boden zur Spitze? Beim Eiffelturm sind es Stahlträger, beim Atom ist es ein NICHTS.

Ein NICHTS ohne greifbare Materie, ein zumindest zu 99,99999 Prozent materiefreier Raum. Für den gestrengen Materialisten bedeutet das: Wenn er in einem bequemen Sessel sitzt, sitzt er in einem festen Möbelstück. Der Quantenphysiker sitzt zwar auch bequem, weiß aber, dass das Möbelstück in Wirklichkeit eine Quark-Insel ist, umgeben von viel NICHTS.

Und genau das ist es, womit wir uns bei Matrix Inform beschäftigen: Die Atomphysiker beschäftigen sich mit der Elektronenhülle, die Kernphysiker mit dem Aufbau des Atomkerns und die »Matrix-Informatiker« mit dem NICHTS dazwischen. Zumindest nutzen sie diesen Raum, das NICHTS.

Das innere Wesen ist das Wesen des Universums. Im Universum gibt es einen unendlichen Pool von Informationen und Möglichkeiten. Mit Matrix Inform kann man diese Wege entdecken, Steine aus dem Weg räumen und dafür sorgen, dass die Fortbewegung auf den neuen Wegen immer leichter wird.

Die Reise ins Nichts der Quantenwelt

Die Sache mit dem NICHTS ist schwierig zu erklären und noch schwieriger – wenn überhaupt – zu verstehen. Genauso hätte man sicher seine liebe Mühe gehabt, einem Neandertaler die Wirkungen des elektrischen Stroms zu erläutern. Doch unserer Ansicht nach muss man auch nicht alle Grundlagen der Elektrizität verstehen, um sie sinnvoll nutzen zu können.

Wir sind in unserer materiellen Welt fest verhaftet. Unser Verstand akzeptiert in der Regel nur das, was bewiesen werden kann. Prozesse und Modelle, die man nicht sehen kann, werden deshalb auch nur schwer akzeptiert.

In unserer Alltagswelt, der dreidimensionalen Realität unseres Körpers, besteht der Mensch aus Knochen, Muskeln, Blut, Lymphflüssigkeit, Organen und Zellen, damit er seine Aufgaben als menschliches Wesen mit seiner durch die Haut nach außen abgegrenzten Struktur auf dieser Erde übernehmen und ausführen kann. Wir unterliegen bestimmten physikalischen Gesetzen, beispielsweise der Schwerkraft. Das ist das Leben, das ist die Physik, wie wir sie seit der Schulzeit kennen. Und diesen Gesetzen unterliegen wir auch weiterhin. Daran ändert auch die Quantenphysik nichts.
Wenn man aber versteht, dass man untrennbar mit dem Universum bzw. mit höheren Dimensionen verbunden ist, und wenn man dieses verwobene Netz des Alles-ist-mit-allem-verbunden akzeptiert, kann man auch verstehen, dass Erfahrungen auf Personen im eigenen Umfeld ausstrahlen und dass diese Personen wiederum mit einem selbst interagieren.

Der dänische Physiker Niels Bohr (1885–1962) entwickelte 1913 das erste Atommodell der Quantenphysik. 1922 wurde er mit dem Nobelpreis für Physik ausgezeichnet.

Licht besteht aus Wellen – das Doppelspaltexperiment

Bereits 1802 führte der englische Augenarzt und Physiker Thomas Young (1773–1829) dieses Experiment erstmalig durch, um den Wellencharakter des Lichts zu beweisen. 1905 sprach Albert Einstein von Lichtteilchen, auch bekannt als Lichtquanten und Photonen. Seinen Erkenntnissen gemäß verhalten sich Quanten einmal wie Teilchen und ein anderes Mal wie eine Welle. Haben die Elementarteilchen eine Art Doppelcharakter, also beide Eigenschaften?
Dies bestätigte man in einem Experiment, dem sogenannten Doppelspaltexperiment, bei dem man Licht durch eine Blende mit schmalen parallelen Schlitzen fallen ließ. Auf einem Beobachtungs-

schirm erschien ein Muster aus hellen und dunklen Streifen. Das Experiment kann man mit Wellen und mit Teilchen durchführen – auch hier zeigt sich das gleiche Interferenzmuster aus hellen und dunklen Streifen. Versucht man nun herauszufinden, welchen Weg ein bestimmtes Teilchen genommen hat, durch welchen Spalt das Lichtteilchen gefallen ist, verschwindet dieses Interferenzmuster. Der Kopenhagener Deutung zufolge wird dieses Phänomen durch den Wellenkollaps herbeigeführt. Die Messung des Weges, den das Teilchen genommen hat, legt durch die Beobachtung den Weg fest, und zwar sowohl vor als auch nach der Beobachtung.

Das bedeutet, dass ein Versuch und damit auch der Ausgang eines Experiments durch menschliches Eingreifen in Form von Messung und Beobachtung beeinflusst werden kann. Wir erschaffen das, worauf wir unseren Fokus richten. Und das wiederum bedeutet: Absicht und gezielte Beobachtung erschaffen Seinszustände, erschaffen Realitäten.

Überlegen Sie einmal, was alles möglich ist, wenn aus Wellen, Schwingungen, mittels Beobachtung Materieteilchen gemacht

Durch die Ortsbestimmung eines Elektrons kollabiert die Aufenthaltswahrscheinlichkeitswelle: Wenn das Elektron zum Zeitpunkt X an einem bestimmten Ort ist, kann es nicht zur gleichen Zeit an einem anderen Ort sein, womit seine Aufenthaltswahrscheinlichkeit an diesem anderen Ort gleich null ist.

Die Kopenhagener Deutung

Die Physiker Werner Heisenberg und Niels Bohr versuchten 1927, eine Erklärung für das Verhalten der Quanten zu finden. Diese Untersuchungen fanden am Institut für theoretische Physik an der Universität Kopenhagen statt – daher der Name »Kopenhagener Deutung«. Die beiden Wissenschaftler entwickelten auch das Erklärungsmodell für den Wellenkollaps, das heute wohl am weitesten verbreitet ist. Ihre Theorie besagt, dass jede Strahlung den Charakter einer Welle und eines Teilchens gleichzeitig hat. Welche Eigenschaft hervortritt, entscheiden die Art des Experiments und der beteiligte Beobachter.

werden können! Es schwingt ziemlich viel – eigentlich alles. Es schwingt auch das, was sich für uns zunächst einmal fest anfühlt: Materie, unser Körper, unsere Organe. Sehen Sie langsam neues Potenzial für Veränderungen?

Wissensgebiete wie Quantenteleportation, Quantencomputer oder Quantenkryptografie beschäftigen sich mit dem sicheren Datentransfer und bieten eine Quelle für weiterführende Informationen.

Das Prinzip der Verschränkung

Wenn man zwei Photonen erzeugt, diese also einen gemeinsamen Ursprung haben, sind sie voneinander abhängig. Sie können nur gemeinsam beschrieben werden.
In der Regel kann man in der Physik die Eigenschaften eines Objekts beschreiben, ohne dass man dazu weitere Objekte kennen muss. Demgegenüber weiß man in der Quantenphysik, dass die Teilchen miteinander in Verbindung stehen; zwar ist das Messergebnis vorher nicht bekannt, doch beeinflusst es das andere Teilchen. Mehrere Teilchen können sich in einem gemeinsamen Zustand befinden, als eine Art Überlagerung von zwei Zuständen oder auch in einem entgegengesetzten Zustand. Hinzu kommt, dass die Entfernung dieser Zwillingsteilchen ebenfalls keine Rolle spielt: Das besondere Verhalten der Zwillinge bleibt auch über große räumliche Distanz erhalten. Und mittlerweile spielt diese Verschränkung beispielsweise beim sicheren Datentransfer eine wichtige Rolle.

Sicherer Datentransfer

Wer danach trachtet, dass unbefugte Dritte nicht an sensible Daten oder Informationen gelangen, muss diese entweder unter Verschluss halten oder beim Versenden besondere Maßnahmen ergreifen. Beispielsweise müssen die Daten verschlüsselt werden, die Datenleitung oder der Datenträger muss vor einem unbefugten Zugriff geschützt sein, Codes dürfen nicht geknackt werden können. Eine besonders interessante Lösung für dieses Problem bietet sich über die Quantenphysik: Zunächst gibt es besondere Datenleitungen, optische Fasern als eine Art Quantenkanal. Dann erfolgt die Übermittlung der Daten in Form von Lichtquanten mit ihren jeweiligen Zuständen.

Mit einem Schlüssel kann der Empfänger der Nachricht die Nachricht lesen. Ein Datenspion verändert die Zustände durch seine Beobachtung. Damit kann der Empfänger die Nachricht zwar nicht mehr lesen, weiß aber, dass ein unberechtigter Zugriff erfolgt ist. Zunächst einmal wurde der »Lauschangriff« also überhaupt entdeckt und die Notwendigkeit für einen neuen Schlüssel erkannt. Dieser neue Schlüssel kann so lange automatisch verändert werden, bis der Lauscher genervt aufgibt.

An der Verschränkung von Photonen erkennt man deren Polarisation, denn sie reagieren unmittelbar auf Zustandsänderungen – z. B. durch die Beobachtung des »Spions«. Über dessen Beobachtungsimpulse kann man dem Täter dann möglicherweise auf die Spur kommen.

Das Prinzip der Lokalität gilt in der Quantentheorie nicht. Hier gilt das Prinzip der Nicht-Lokalität.

Das Prinzip der Nicht-Lokalität

Normalerweise beeinflussen sich bestimmte Vorgänge oder Gegenstände in der Physik nur, wenn eine gewisse Distanz nicht überschritten wird. Man spricht dabei vom Prinzip der Lokalität. So nehmen beispielsweise elektromagnetische Einflüsse mit zunehmender Entfernung ab. Die Quantentheorie andererseits besagt, dass der Wellenkollaps ohne zeitliche Verzögerung überall im Universum gleichzeitig eintritt. Wenn der Wellenkollaps für ein Teilchen hier auf der Erde erfolgt, erfolgt dieser beispielsweise auch zur gleichen Zeit irgendwo auf einem Stern im Andromedanebel.

Das bedeutet, dass es neben unserem individuellen Bewusstsein, mit dem wir uns in der dritten Dimension bewegen, noch einen »universellen Geist« geben muss. Ein atomares Teilchen weiß sofort über ein anderes Teilchen Bescheid und richtet dann auch noch sein Verhalten nach dem Verhalten des anderen Teilchens. Über diesen Mechanismus ist alles im Universum miteinander verbunden und besitzt die gleichen Informationen. Der Mensch steckt mitten in diesem System; es existiert keine Trennung von oben und unten, alles ist mit allem verbunden. Damit sind die Möglichkeiten, auf Materie Einfluss zu nehmen, unbegrenzt. Die Individualität allerdings bleibt dennoch erhalten – zwei Menschen erleben die Welt aus unterschiedlichen Perspektiven und interpretieren Erlebtes auch unterschiedlich.

Universelle Energie ist in uns und um uns herum. Wir müssen nur lernen, in diesem Medium wieder richtig zu schwimmen.

Die spukhafte Fernwirkung – das NICHTS als »Trägermedium«?

Das merkwürdige Verhalten zusammengehörender Photonen wurde schon 1935 von Albert Einstein erkannt. Da man sich noch keinen Reim darauf machen konnte, sprach Einstein von einem Spuk. So entstand der Begriff »spukhafte Fernwirkung«. Die Frage ist nur, worauf dieser Spuk basiert. Denn das wissen wir ja mittlerweile: Zwischen den Atomen ist eine ganze Weile NICHTS, und dieses NICHTS hat für kleine Atome gewaltige Dimensionen.

Die Übertragungsgeschwindigkeit der Information ist so schnell, so augenblicklich, dass Quantenphysiker davon ausgehen, dass sie wesentlich größer ist als die Lichtgeschwindigkeit. Grund dafür soll sein, dass alles mit allem verbunden ist und dass diese Verbundenheit letztlich durch das große NICHTS garantiert ist.
Das bedeutet, dass alles, was passiert, nicht in einem System geschieht und dann ein zweites, vom ersten getrenntes System darüber informiert werden muss, sondern dass alles in nur einem System geschieht. Alles ist eins.
Alle Informationen, die ein Teilchen seit dem Urknall irgendwie aufgeschnappt hat, sind in diesem Teilchen gespeichert. Zudem kommuniziert es mit anderen Elementarteilchen – ein unendlicher Datentransfer, schneller als mit Lichtgeschwindigkeit. Und das alles spielt sich in einem »Hintergrundfeld« ab, das unabhängig von der Materie existiert.

Mit Matrix Inform können Sie lernen, sich frei im Medium der universellen Energie zu bewegen. Sie müssen sich nur noch dafür entscheiden.

Ein neues Weltbild

Sofern wir die Quantenphysik akzeptieren, liefert sie uns ein neues Weltbild. Dieses mehr biologisch zentrierte Weltbild, bei dem der Beobachter die Realität erzeugt und das Bewusstsein der Schlüssel zur Realität ist, gibt uns Hilfen für den Alltag. Mit diesem neuen Weltbild verstehen wir uraltes Wissen wieder, das bislang als Mystik oder Parapsychologie abgetan wurde. Der Mathematiker findet sich in der Quantenphysik bestätigt, der spirituelle Mensch durch den Geist im NICHTS der Quantenphysik. Auch wenn Sie mit Recht einwenden, dass sich die Quantenphysik nicht mit letzter Konsequenz auf große Objekte, wie wir Menschen es nun einmal sind, anwenden lässt. Noch kann man uns nicht von A nach B beamen. Doch auf der zellularen Ebene, auf der Molekülebene, greifen solche Grundsätze jetzt schon. Was passiert im Gehirn? Nichts als Energiefluss dank Gedankentätigkeit. Schon sind wir wieder aus der Welt der Organe und der »normalen« Physik in die Welt der Quantenphysik eingetaucht und erkennen ganz neue Möglichkeiten, was wir mit unseren Gedanken alles bewirken können.

Schwingung und Energie

Was ist die Matrix?

Um den Begriff »Matrix« zu erklären, bemühen wir zunächst die lateinische Sprache. Danach ist unter einer Matrix eine Gebärmutter oder ein Muttertier zu verstehen. Als es noch keine Fotokopierer, wie wir sie heute kennen, gab, musste eine Matrize angefertigt werden, von der die Kopien gemacht werden konnten. Demnach ist eine Matrize eine Vorlage, die dazu dient, bestimmte Strukturen zu vervielfältigen. Laut Quantenphysik besteht alle Materie aus Licht und Information; unsere Realität wird als unschätzbare Menge von Vibrationen mit den unterschiedlichsten Mustern beschrieben. Diese Muster bilden biologische Informationsfelder. Jeder Gegenstand und jedes Lebewesen besitzt ein solches Feld – einen Bauplan, eine Blaupause, sprich: eine Matrix. In der Biologie spricht man beim Bereich zwischen den Zellen von Matrix – der extrazellulären Matrix – oder beim Inneren eines Mitochondriums. Mitochondrien sind gewissermaßen die Kraftwerke der Zelle, da sie ihr das Energiemolekül Adenosintriphosphat liefern.

Schwingungen beinhalten Informationen und sie beeinflussen unser Leben in der Realität.

Nehmen wir als Beispiel die Eichel, den Samen einer Eiche. In diesem kleinen Gebilde ist die spätere komplette Eiche mit ihrem mächtigen Stamm, den starken Ästen und allen ihren Blättern enthalten. Der Samen entwickelt sich in einem bereits vorhandenen energetischen Feld, der Matrix.

Die Matrix im menschlichen Körper

Der menschliche Körper stellt die verdichtete Form von Schwingungen dar; mit ihm können wir in unserer Realität des dreidimensionalen Raumes das Leben erfahren und leben. Die Struktur der inneren Organe, der Knochen, des Blut- und Lymphsystems, der Muskeln und Nerven ist zwar vielfältig, baut aber auf dem zellulären Grundprinzip auf.

Die biologische Konstruktion der Zelle ist mehr oder minder verformbar und von einer biologisch aktiven Zellmembran umgeben, die weitere biologisch aktive Strukturen enthält, um unser physiologisches und biochemisches Leben zu sichern. Im Laufe ihrer Entstehung entwickelt sich eine Zelle zum Spezialisten; dieses Spezialistentum sorgt dann im Zellverband als Organ – beispielsweise als Gehirn, Herz, Leber, Niere, Knochen usw. – für die Erfüllung bestimmter Aufgaben.

Die optimale Schwingungslage ist ein Ausdruck für Gesundheit, wie immer sie sich auch in unserer dreidimensionalen Realität dokumentiert.

Die vorgesehene Aufgabe im späteren Leben, die Anpassung an veränderte Lebensbedingungen – all das vollzieht sich in der Zelle gemäß dem Schwingungscode der DNA im Zellkern und gemäß den Veränderungen durch die Umwelt. Und diese Schwingungen werden über das so wichtige und hauptsächliche Körpermedium übertragen – das Wasser. Wasser macht rund 70 Prozent unseres Körpergewichts aus.

Von Matrix zu Matrix

Aus der ersten Matrix, dem Bauplan der Zelle, entwickelt sich diese bestimmte Zelle immer wieder. Einen Zellverband wie etwa ein

Organ können Sie sich wie eine Reihenhaussiedlung vorstellen: Haus an Haus, dazwischen die Straßen, ganze Straßenzüge, immer wieder verbindende Verkehrswege, und all das zusammengefasst zu einem Siedlungskomplex. Die Straßen bestehen zum Teil aus Wasser, etwa der Lymphflüssigkeit, und zum Teil aus festen Strukturen wie etwa dem Bindegewebe, das das Organ zusammenhält. Die Kommunikation innerhalb der Siedlung geschieht nun sowohl über die Straßen als auch über die von Haus zu Haus verlegten Telefonleitungen – die Nerven.

Das Bindegewebe sorgt am Organ für Stabilität und fasst viele Organe zu einem relativ festen Ganzen zusammen. Damit haben wir die nächste Matrix. So ist die innere Matrix der Zelle, der Zelleninhalt, über die Zellmembran mit der äußeren, extrazellulären Matrix verbunden. Viele Proteine (Eiweißkomplexe) übernehmen dabei wichtige Kommunikationsaufgaben. Ferner existieren auch kristalline Strukturen, die für die körperinterne Signalverarbeitung von Bedeutung sind; sie fungieren als Halbleiter. Somit besteht ein Kommunikationssystem, das im gesamten Körper wie ein Netz funktioniert: Jeder Bereich dieses Netzes weiß aufgrund der blitzartigen Kommunikation, was in anderen Bereichen an Aktivitäten vonstatten geht. Durch die Haut grenzen wir uns von unserer Umwelt ab, durch die verschiedenen Sinnesorgane und deren Rezeptoren in Haut, Augen, Ohren, Nase und Zunge nehmen wir Kontakt zur Umwelt auf und leiten diese Signale sofort an den Körper weiter.

Halbleiter sind Festkörper, die hinsichtlich ihrer elektrischen Leitfähigkeit sowohl als Leiter als auch als Nichtleiter betrachtet werden können. Halbleiter können verschiedene chemische Strukturen besitzen.

Grundschwingungen korrigieren

Die Matrix in 3D ist demnach von der subatomaren und atomaren Ebene der Zelle über Schwingungen mit der Umgebung verbunden. Bestimmte Grundschwingungen werden durch die zelluläre Matrix festgelegt, eine entsprechende Modulation erfolgt durch Umweltsignale. Diese Verbindung entspricht einer hermeneutischen Idee: wie oben, so unten; wie innen, so außen.

Das bedeutet für Ihre spätere Arbeit mit Matrix Inform: Die Schwingungen im Körper können durch Signalmodulation verändert werden. Diese Signalmodulation kann von außen durch entsprechende Schwingungen erfolgen, da sich unsere Sinnesorgane als Schwingungsrezeptoren erweisen und diese Schwingungen über den Matrixverbund bis in den letzten Winkel einer Zelle weitergeleitet werden. Das gilt sowohl für die Informationen einer übergeordneten Instanz, die für entsprechende Ordnung im Körper sorgt und alles im Sinne einer reibungslosen Körperfunktion koordiniert, als auch für die Schwingungen, die durch eine gezielte »Wellentherapie« wieder auf die richtige Frequenz gebracht werden müssen. So ist das, was wir als Krankheit betrachten, was als Symptom dieser Krankheit in Erscheinung tritt, nichts anderes als eine veränderte, gesunde Grundschwingung, die es zu korrigieren gilt, um wieder gesund zu sein.

Krankheiten und Symptome sind der psychische und physische Ausdruck nicht optimal schwingender Energiefelder. Zudem sind sie Ausdruck eines fehlenden oder mangelhaften Austauschs von Informationen.

Der Fall Martin

Bei Martin traten 1999 die ersten Schmerzsymptome auf. Durch seine Selbstständigkeit und den körperlich sehr anstrengenden Beruf bedingt, wurden die Schmerzen als Überlastung und Überanstrengung gewertet.

Ein Jahr später folgte ein 14-tägiger Aufenthalt in einem deutschen Akupunkturzentrum. Das Ergebnis: eine leichte, aber nur kurzfristige Besserung. Danach wurden die Schmerzmittel erhöht. Im Jahr 2004 diagnostizierte man einen Bandscheibenvorfall, was sich im

Nachhinein allerdings als Fehldiagnose herausstellte. Nun lautete die Diagnose: Muskelerkrankung, die mit immer stärker werdenden Medikamenten behandelt wurde.
Ende 2005 war Martin nur noch zu 50 Prozent leistungsfähig. Im Januar und Februar 2006 folgte ein Kuraufenthalt, trotzdem war eine zunehmende Verschlimmerung der Schmerzen zu verzeichnen – eine wahre Odyssee mit vielen Arztbesuchen.
Schließlich wurde die Krankheit zur psychosomatischen Erkrankung erklärt. Burn-out hieß es, die Ärzte wollten ihn schon in eine psychosomatische Klinik einweisen. Doch eine Muskelbiopsie brachte schließlich ein ganz anderes Ergebnis, eine wirkliche Diagnose: mitochondriale Myopathie. Für diese Art Erkrankung gibt es keine Therapiemöglichkeit mit Heilungsaussichten, nur schmerzstillende Medikamente kommen nach schulmedizinischer Sicht in Betracht. Die Erkrankung geht mit einem massiven Muskelschwund einher. Durch den sich immer mehr verschlechternden Gesundheitszustand musste Martin im Juli 2007 seinen Betrieb aufgeben und wurde als dauerhaft erwerbsunfähig berentet. Seine eigenen Versuche mit verschiedenen Entspannungstechniken, um die Medikamentendosis nicht ins Uferlose steigern zu müssen, blieben ohne großen Erfolg.

Als mitochondriale Myopathie bezeichnet man eine Erkrankung der Skelettmuskulatur (Myopathie) in Folge eines erblich bedingten Defekts der mitochondrialen Atmungskette.

Die Arbeit mit der Matrixenergie

Ende September 2009 besuchte Martin eine Informationsveranstaltung am Heede-Institut und lernte die »Welle« kennen. Bereits nach der ersten Energiewelle wurden seine Hände und Füße plötzlich warm; diese Wärme hielt auch die nächsten Tage an. Das war die erste positive Erfahrung, denn vorher hatte Martin unter Muskelkrämpfen und ständig kalten Händen und Füßen gelitten.

Nach weiteren Matrix-»Wellen« im Rahmen eines Erlebnisworkshops ergab sich folgendes Bild: Martin hatte mit der Absicht, gesunde Zellen zu haben, die »Wellen« empfangen und konnte vor seinem geistigen Auge Zellstrukturen erkennen, die einen schwarzen Punkt in jeder Zelle hatten und sich langsam völlig auflösten. Auch hatte er das Gefühl, als würden ihm »Wesenheiten« aus dem Körper entfernt, »wie wenn man die Haut abzieht«. Nach etwa einer Stunde mit verschiedenen physischen Reaktionen ging es ihm körperlich so gut wie lange nicht mehr.

Wer bereit ist, die Verantwortung für sein Leben zu übernehmen, hat alle Chancen, gesund zu werden.

Nach diesem Erlebnis traf er die Entscheidung, das Wirken der Matrixenergien verstärkt in sein Leben zu integrieren. Rund vier Wochen nach den ersten Berührungen mit Matrix Inform konnte Martin seine Medikamente – mittlerweile waren es Morphiumpräparate – um die Hälfte reduzieren. Inzwischen hatte Martin in Seminaren gelernt, sich selbst zu behandeln und mit den Energien zu verbinden; durch ständige Selbstanwendungen war er nach zehn Wochen so gut wie schmerzfrei und musste gar keine Schmerzmittel mehr einnehmen.

Nach einem Jahr selbstständigem Wirken mit den Matrixenergien macht Martin wieder Fahrradtouren und betätigt sich sportlich ohne Schmerzen. Seine Muskeln haben sich wieder regeneriert, und ein gesunder Muskelaufbau findet wieder statt.

Die Matrix im morphogenetischen Feld

Alles auf dieser Welt hat ein persönliches morphogenetisches Feld, jedes Tier, jede Pflanze und auch jeder Mensch. In diesem Feld sind

Emotionen, Gedanken, Worte, Taten, Glaubenssätze, Überzeugungen und dergleichen mehr in Form von Schwingungen gespeichert; dadurch sind sie dauerhaft und immer wieder über Generationen hinweg jederzeit abrufbar. Damit haben wir viele Themen als Probleme, Zustände, Wünsche, Krankheiten und Lebenssituationen als »Matrix« im Feld vorliegen.

Die Urmatrix im Quantenfeld

Will man den biblischen Vergleich benutzen, so kann man sich das Paradies als Urmatrix vorstellen. Alles ist so, wie es nach Gottes Idee sein soll. Diese Matrix ist primär auf Wohlbefinden und Gesundheit angelegt, auf genau das, was die Menschen wollen. Sie ist die geistige Grundform für alle Menschen, sie ist allgegenwärtig und in uns sowie um uns herum präsent. Man kann sie immer spüren, egal,

Die Welt der Quanten befindet sich in unserem Modell in der vierten Dimension.

Die drei Regeln des energetischen Felds

Das entstandene energetische Feld könnte nach den folgenden drei Regeln funktionieren:

- **REGEL 1 Alles ist mit allem verbunden, und alles wirkt sich immer wieder aufeinander aus.**
- **REGEL 2 Das Feld enthält alles nach holografischen Prinzipien, d. h., jeder Teil enthält alles. Aktionen wie etwa auch Gedankentätigkeit, die Aktivität unseres Bewusstseins, sind im Moment der Ausführung schon im gesamten Netz verbreitet.**
- **REGEL 3 Es gibt keine linearen Zeitabschnitte. Vergangenheit, Gegenwart und Zukunft sind miteinander verbunden. Alles ist immer gleichzeitig präsent.**

was man gerade macht. Unser Lebensthema, das wir hier auf der Erde ausführen, ist die Matrix, die wir uns in dem Moment ausgesucht haben, als wir uns dafür entschieden, von der Seelenebene aus in die 3D-Realität zu inkarnieren.

Auf Quantenebene ist die Matrix das alles verbindende Netz, das energetische Gitternetz des Quantenfelds. Die hier entstehenden oder entstandenen Energiemuster bilden die Essenz aller Teilnehmer im Universum, der Menschen und deren Umwelt, und das bereits seit dem Urknall. Dies lassen Experimente vermuten, sodass wir davon ausgehen können, dass wir aus 15 Millionen Jahre altem Sternenstaub bestehen und Urwissen in uns tragen.

Die eine Matrix wirkt über alle anderen bis in den kleinsten Winkel unseres menschlichen Daseins; was sich auf unserer Daseinsebene verändert, bekommt auch die Urmatrix mitgeteilt.

Arbeiten mit Matrix Inform

In Kontakt mit der universellen Energie

Im nächsten wichtigen Schritt sollen die einzelnen bislang gesammelten Mosaiksteine aus Physik, Metaphysik und Quantenphysik zusammengefügt werden, damit aus dem Puzzle allmählich ein Gesamtbild entstehen und die Idee von Matrix Inform weiterentwickelt werden kann.

Wie so vieles leitet sich auch der Begriff »Dimension« vom Lateinischen ab – »dimensio« bedeutet Berechnung oder auch Ausmaß.

Verschiedene Dimensionen

Da in diesem Buch öfter der Begriff »Dimension« verwendet wird, soll er an dieser Stelle kurz erläutert werden. Am einfachsten geht dies mit einem praktischen Experiment: Nehmen Sie einen Stift zur Hand und machen Sie damit auf einem Blatt Papier einen Punkt. Schon haben Sie mit wenig Aufwand die erste Dimension selbst geschaffen. Wir sprechen also zunächst von einer physikalischen oder mathematischen Größe, auf die wir unser irdisches Maßsystem anwenden können, und bewegen uns damit noch ganz in den Fußstapfen von Isaac Newton.
Als Nächstes tun Sie sich mit einem Partner zusammen und spielen entweder auf Papier oder etwas moderner am Computer »Schiffe versenken«. Wo hat sich das gegnerische U-Boot versteckt? Richtig

– auf der Koordinate B/4! Bereits mit diesem einfachen Spiel nehmen Sie Kontakt mit der zweiten Dimension auf, indem Sie dem Längengrad einen Breitengrad hinzufügen.
Nun begeben wir uns in unsere Alltagswelt. Sie sitzen in Ihrem Büro am Schreibtisch. Jeden Abend kommen Sie mit Sehstörungen und Rückenschmerzen nach Hause. Und das nur, weil Ihr Schreibtisch nicht nah genug am Fenster steht und nur 50 Zentimeter hoch ist. Der Schreibtisch hat also nicht die ideale Position im Büro und die Schreibtischfläche nicht die ideale Arbeitshöhe. Und damit sind Sie in der dritten Dimension angekommen.
Sprechen wir beispielsweise von 1 Kubikmeter (m^3), haben wir eine Raumbeschreibung durch die Verwendung des Meters als physikalische Größe und berechnen den Raum durch die Angabe von Länge, Höhe und Breite.

Das Bewusstsein mit Sitz in der fünften Dimension und höher wirkt auf das Feld der Quanten ein, die sich nach unserem Modell in der vierten Dimension befinden. Dadurch entstehen aus morphischen Feldern die morphogenetischen Felder.

Die Zeit als vierte Dimension

Auch mit dem Verständnis der vierten Dimension, der Zeit, haben wir aus der naturwissenschaftlichen Sichtweise der Physik noch keine größeren Schwierigkeiten. Denn auch die Zeit kann man messen, man merkt, wie sie vergeht. Ganz deutlich etwa, wenn man zu spät kommt und so den Zug verpasst. In der Evolution hat sich der dreidimensionale Mensch über die Zeit in einem kontinuierlichen Prozess vom Primaten zum hochkomplexen Lebewesen entwickelt. Das Universum, das möglicherweise mittels Urknall vor 10^{17} Sekunden entstanden ist, entwickelt sich durch die Zeit zu anderen Universen und Planeten weiter. Die Sportstunde in der Turnhalle wäre ein Beispiel für ein Raum-Zeit-Gefüge. Damit sind wir schnell in der vierdimensionalen Realität angekommen. Da aber Raum und Zeit nicht wirklich trennbar sind und heute meist auch zusammen betrachtet werden, spielt sich unsere Realität in der dritten Dimension ab, in unserem Makrokosmos, Zeitablauf inklusive.

Höhere Dimensionen

Wenn wir nun schon vier Dimensionen haben – warum sollte es dann nicht noch weitere geben? Und tatsächlich könnten wir uns über aufgerollte Dimensionen, Strings und Superstrings theoretisch bis zur elften Dimension hocharbeiten. Von der hat Stephen Hawking gesprochen, wohl aber mehr als mathematisches Konstrukt. Doch wissen wir, ob nach der elften Dimension wirklich Schluss ist? Und wie viel Bezug haben wir dann noch zur Realität? Deshalb beschränken wir uns im Rahmen dieses Buchs auf die vierte Dimension; was darüber hinausgeht, bezeichnen wir als fünfte Dimension und mehr (5D+).
Als vierte Dimension betrachten wir die morphischen und morphogenetischen Felder, die astrale Welt oder auch den Übergang von reiner Schwingung zu den Elementarteilchen, zur Welt der Quanten. Ab der fünften Dimension sprechen wir vom Bewusstsein.

1981 stellte Rupert Sheldrake seine Hypothese der morphischen Felder auf, die die Entwicklung von Strukturen beeinflussen sollen. Sheldrakes Hypothesen werden in den etablierten Naturwissenschaften weithin ignoriert und nur von einer Minderheit ernsthaft diskutiert.

Eine Frage des Vorstellungsvermögens

Es gibt eine erste, zweite und dritte Dimension. Diese können wir problemlos erkennen. In unserem Modell sprechen wir von einer vierten Dimension. Dann muss es folgerichtig auch eine fünfte Dimension sowie eine sechste, siebte, achte und neunte geben. Weil das allerdings niemand so genau weiß, sprechen wir von einer fünften Dimension plus (5D+), d. h. einer fünften Dimension und höheren Dimensionen. Damit bezeichnen wir das höhere Bewusstsein und alles danach kommende Geistige.

Die Idee des Felds nach Sheldrake

In der Wissenschaft spricht man von nachweisbaren elektromagnetischen Feldern. So bilden ein elektrisches und ein magnetisches Feld eine elektromagnetische Ladung, die aus einem bestimmten Angebot von Elektronen besteht: Entweder es fehlt ein Elektron, oder es ist ein freies, überschüssiges Elektron vorhanden. Als Feld wird demnach der Raum bezeichnet, in dem bestimmte Wirkungen bemerkt werden können – eine Art Einflussbereich. Beispielsweise hat die Erde ein Magnetfeld, das Wirkungen auf Mensch und Tier ausübt.

Die morphischen Felder sind interaktiv und können nach dem Gesetz der Resonanz ins Mitschwingen kommen.

In der vierten Dimension, dem Quantenfeld, kommt es zum Energieaustausch auf kleinstem Raum, denn Schwingungen, Wellen und Elementarteilchen sind Informationsträger mit unendlicher Speicherkapazität. Sie nutzen die Möglichkeit, sich interaktiv, also gegenseitig auszutauschen.

Eher statischer Datenspeicher als echtes Energiefeld

Die Verknüpfung, Vernetzung und Verbindung von allem mit allem macht die Übernahme der grundlegenden Ideen Rupert Sheldrakes und seiner Theorien vom morphogenetischen bzw. morphischen Feld so attraktiv und spannend, dass an dieser Stelle eine etwas ausführlichere Darstellung dessen erforderlich ist, mit der gleichzeitig die Verknüpfung zum kosmischen Gesetz der Resonanz und dem Gesetz der Anziehung verdeutlicht werden soll.

Im morphischen Feld ist alles gespeichert, was jemals an Informationen entstanden ist; jeder Gedanke, jede Schwingung hat sich hier verewigt. Dieses Feld ist kontinuierlich gewachsen und stellt gewissermaßen eine riesige Bibliothek, eine riesige Festplatte, einen unermesslichen Datenspeicher dar, der uns zur Verfügung steht – vorausgesetzt, wir wissen, wie wir auf diese Datenflut zugreifen können. Ein Anzapfen der Datenquelle ist nur dann nicht möglich, wenn wir uns bewusst in der Entfaltung unserer Möglichkeiten einschränken.

Setzen wir voraus, dass jede Lebenserfahrung in diesem energetischen, morphischen Feld gespeichert ist, auch alles aus früheren Leben, aus der Vergangenheit bis zum heutigen Zeitpunkt, und zwar von jedem Menschen, also auch von uns selbst. Jetzt muss man sich nur noch darum bemühen, die richtige Adresse, den entsprechenden Abschnitt in diesem Datenspeicher zu finden, sich energetisch mit ihm verbinden und die gespeicherten Informationen neutralisieren, aktivieren oder transformieren.

Morphische Felder sind passive Felder. Unser Bewusstsein macht aus morphischen Feldern morphogenetische, also aktive Felder.

Wenn Sie es also schaffen, ein altes Trauma oder einen alten Glaubenssatz – die eigentliche Ursache für Ihr momentanes Problem – aufzulösen, würde sich die akute Symptombekämpfung – beim Problem Übergewicht wäre das der Verzicht auf leckeres Essen – erübrigen. Eine fantastische Vorstellung, oder?

Morphisches und morphogenetisches Feld

Wie bereits erwähnt, muss zwischen morphischem – die gegebene Situation betreffend – und morphogenetischem – formgebendem – Feld unterschieden werden. Das Gedächtnis, das diesen Feldern innewohnt, bestimmt, wie Bäume, Vögel, Organe und Menschen auszusehen haben. Von Generation zu Generation findet ein Austausch statt, durch die Lernfähigkeit wird etwa ein optimiertes Zellwachstum erreicht, und vieles wird zukünftig leichter, wenn man in die Fußstapfen der Vorgänger tritt. Eine perfekte momentane Koordination kann man beispielsweise bei Fisch- und Vogelschwärmen entdecken, deren Individuen alle gleichzeitig die Richtung ändern. Auch Affen kommunizieren anscheinend über ihre Erfahrungen und nehmen plötzlich Verhaltensweisen an, die sie nie zuvor gesehen oder genetisch vermittelt bekommen haben.

Man könnte das morphische Feld auch mit dem Unterbewusstsein vergleichen. Dieser Speicher wäre eher nicht auf der körperlichen Ebene zu finden, davon wiederum aber auch nicht vollständig losgelöst.

Ebenfalls interessant ist die Vorstellung, dass wir zwar denken, dass das Gedächtnis aber nicht nur in unserem körpereigenen Wasser, sondern auch im morphischen Feld enthalten ist. Demzufolge nehmen wir mit unseren Sinnen auf, leiten die Informationen an das Gehirn weiter und vergleichen sie mit den Erfahrungen, die im Datenspeicher, der externen Festplatte des morphischen Felds gespeichert sind – wobei es sich nicht nur um Erfahrungen des Individuums, sondern um die ganzer Gemeinschaften handelt. Durch die Verbindung im Netzwerk läuft das alles blitzschnell ab und wird im Menschen und / oder anderen Organismen je nach Notwendigkeit umgesetzt.

Unser persönliches morphogenetisches Feld

Sehen wir uns nun den überdimensionalen Datenspeicher des persönlichen morphogenetischen Felds noch einmal genauer an. Hilfreich ist wieder der Vergleich mit der Festplatte eines Computers, die in verschiedene Segmente unterteilt ist.

In unserem Modell, Matrix Inform, sind dies die vier Energiekörper (siehe S. 75ff.). Wenn auf einer Festplatte Daten gespeichert werden, werden dafür sogenannte Adressen angelegt. Werden die Daten dann gebraucht, ruft sie das Programm mittels der hinterlegten Adresse ab, was allerdings voraussetzt, dass die jeweilige Adresse bekannt ist. Dafür, dass so etwas überhaupt möglich ist, sorgt das Betriebssystem; welche Daten abgerufen werden, bestimmt die Person, die den Computer bedient.

Jedes Ereignis aus dem derzeitigen Leben ist als Schwingung gespeichert, sei es die Geburt, der erste Schultag, die erste große Liebe oder eine bestandene Prüfung. Je nachdem, wie das jeweilige Erlebnis durch den Menschen bewertet wurde, wirkt es sich förderlich oder hinderlich auf die aktuelle Lebenssituation aus. War die erste große Liebe eine herbe Enttäuschung, beeinflusst das Erlebnis möglicherweise alle folgenden Beziehungen nachteilig. Viele dieser Dinge wirken sich nicht direkt und immer aus; einige haben jedoch durchaus dauerhaften Einfluss.

Ihr Bewusstsein ist der Chef Ihres »Lebenscomputers«. Ausschließlich Sie bestimmen, welche Informationen zu welchem Zweck abgerufen, zur Wirkung kommen oder abgespeichert werden sollen.

Das individuelle Energiekleid

Auch jeder Gedanke, den je ein Mensch gedacht hat oder gerade denkt, geht als energetische Schwingung in das morphische Feld ein. Befinden sich nun in unserem eigenen morphischen Feld ähnliche Schwingungen, so gehen wir in Resonanz und ziehen diese Gedankenenergie durch das Gesetz der Anziehung an. Denken wir z. B. immer sorgen- und angstvoll, ziehen wir weitere sorgen- und angstvolle Gedankenenergien an. Denken wir an das, was wir nicht haben wollen, ziehen wir es an. Hier gilt die Aussage: Dort, wo durch Sehen, Sprechen, Denken und Fühlen meine Aufmerksamkeit ist, dort ist auch meine Energie. Und was meine Energie hat, wächst.

Hat jemand Schulden und denkt dauernd daran, kann er sicher sein, dass die Schulden wachsen. Die Schulden zu verdrängen, kostet allerdings ebenfalls Energie. Wer immer über Krankheiten spricht, darf sich nicht wundern, wenn er selbst krank wird. Wer in Krisen denkt, bekommt Krisen, wer Mangeldenken exerziert, lebt auch weiterhin im Mangel. Diese Reihe von Beispielen kann beliebig fortgesetzt werden.

Sobald Sie bewusst oder unbewusst Ihre Aufmerksamkeit auf Menschen, Dinge oder Geschehnisse lenken, lenken Sie dorthin auch Ihre Energie.

Im Laufe eines Lebens wird ein persönliches Feld mit den unterschiedlichsten Schwingungen konfrontiert. Der Mensch wird im wahrsten Sinne des Wortes durch seinen Resonanzkörper zum Magneten für alles, was passt. Die meisten Menschen tragen dadurch ein ziemlich unklares und verschwommenes Energiekleid. Das Energiekleid bestimmt die Ausstrahlung; es schwingt und geht somit mit den Dingen aus dem direkten und indirekten Umfeld in Resonanz. Schaffen wir es, die nichtförderlichen Schwingungen in diesem Energiekleid zu neutralisieren oder zu transformieren, ändert sich die Ausstrahlung. Immer weniger Schwingungen bringen uns in Resonanz, und Dinge, die uns behindert oder nachteilig beeinflusst haben, verlieren ihre Kraft und Anziehung und verschwinden aus unserem Leben. Das Energiefeld erhält eine zunehmende Klarheit in den eigenen Schwingungen und zieht entsprechend immer mehr Schwingungen an, die passen und fördern.

Back to the roots – der Masterplan für unsere Existenz

Qualifizieren wir das morphische / morphogenetische Feld als Datenspeicher mit Potenzial für sowohl die individuelle als auch die

kollektive Existenz, stellt sich die Frage, wo die übergeordneten Matrizen für unser Dasein liegen, wo sich der Bereich befindet, den wir um Hilfe bitten können, wenn es etwas geradezurücken gilt.
Die Quantenphysiker behaupten, das Universum sei mit einem eigenen Bewusstsein ausgestattet; sie leiten dies von den Ergebnissen der verschiedenen Experimente ab. Damit befinden wir uns eigentlich im Bereich der Philosophie, der Metaphysik, denn niemand hat solche Elementarteilchen bislang gesehen. Nur ihre Wirkung haben wir verspürt. Ins normale Denksystem passen solche Abstraktionen jedenfalls nicht so einfach.
Im Gegensatz zu dem noch etwas materialistisch anmutenden Gedankengut der Quantenphysik ist das höhere Bewusstsein, auch Höheres Selbst genannt, im metaphysischen Sinn der Lebensspeicher für das eigene Ich. Dieser ist über dem ICH angeordnet; er weiß um die Zusammenhänge, die es in der dritten Dimension zu realisieren gilt, ist aber immer noch ein Teil des ICH. Das Höhere Selbst kennt die zu realisierenden Ziele, die sich die Seele gesetzt hat. Die Grundstruktur unserer Persönlichkeit erfährt ihren Ausdruck über den physischen Körper als Werkzeug. Vom Höheren Selbst aus hört man die Stimme seines Gewissens als Richtungsweiser, mittels Intuition hat man diese oder jene Erleuchtung, eine Eingebung, einen großen Einfall. Man muss sich nur noch frei machen, um diese neuen Ideen empfangen zu können, frei machen von den ständig kreisenden Gedanken – loslassen, um zu bekommen.

Geben Sie den Dingen, die Sie nicht in Ihrem Leben haben wollen, keine Energie mehr – und sie verschwinden aus Ihrem Leben.

Wissenschaft und Philosophie

Akzeptiert man die Seele, das Über-ICH, als Teil seiner selbst, nicht als etwas davon Abgetrenntes, muss man nur noch Zwiesprache mit sich selbst halten, um den richtigen Weg zu finden, und auf den göttlichen Berater hören, der mit leiser Stimme leitet. Dieses Höhere Selbst, der »Gott im Menschen«, ist die ursprüngliche Schöpfung als Ausfluss des göttlichen Geistes. Verbindet man das durch (Selbst-)Bewusstsein und fasst Seele und Geist wieder als feinste Schwingungen im Universum auf, verbinden sich Wissenschaft und Philosophie, wie es schon Aristoteles mit seiner Metaphysik im Sinn hatte. Doch sind wir mit dieser Erkenntnis nun nicht mehr auf den Glauben angewiesen, dass es eine solche Verbindung gibt. Sie existiert einfach, so, wie es die Naturvölker schon seit Jahrtausenden sagen und als Atem der Götter, großes Netz der Spinne oder Indras Netz bezeichnen. Das Feld, die Verbindung, ist von unserer alltäglichen Wirklichkeit nicht getrennt.

Die universelle Matrix verbindet alle Dinge im Universum. Sie registriert und speichert alles, was wir erschaffen. Die 5D+ ist der allumfassende kosmische Datenspeicher.

Alles in uns und um uns herum ist in irgendeiner Form gespeichert. Unser Körper speichert Informationen in jeder Zelle, im Wasser. Er ist mit der vierten Dimension verbunden, die gleichfalls als riesiger Datenspeicher fungiert. Die fünfte Dimension (5D+) stellt gewissermaßen den universalen Gesamtspeicher dar, in dem alle Atomstrukturen, Veränderungen und Informationen vorhanden sind, die seit Anbeginn existiert und sich weiterentwickelt haben.

Die kosmischen Gesetze

Was der Kosmos noch bereithält

Wenn Sie akzeptieren, dass alles mit allem auf dieser Welt und im Universum verbunden ist, dass es eine allgegenwärtige und universelle Intelligenz gibt, dann müssen wir uns auch darüber Gedanken machen, welche Position wir in diesem Netz einnehmen und wie dieses Netz uns und unsere Matrix beeinflusst.

Verbundenheit – und das ist nun ein altbekanntes und immer noch gültiges physikalisches Phänomen – entsteht durch Resonanz. Was im Physikalischen gilt, gilt auch im Bereich der körperlichen menschlichen Matrix, denn auch diese Matrix heißt Schwingung und unterliegt deshalb den physikalischen Gesetzen. Wir haben es hier also nicht mit unbestimmbaren höheren Sphären zu tun – nein, es geht um reine Physik und um beweisbare Fakten.

Werden die Saiten einer Gitarre angeschlagen, kommen die sich im Umfeld befindenden Gegenstände ins Mitschwingen. Das ist der physikalische Ausdruck der Resonanz.

Das Gesetz der Resonanz

Im Prinzip ist das Gesetz der Resonanz das wichtigste zugrunde liegende Gesetz mit großen Auswirkungen auf alle Lebensbereiche. Alles Leben und jede Materie schwingt, darauf basiert dieses Gesetz; denn alles ist Schwingung und kann zum Mitschwingen angeregt werden.

Das Gesetz der Resonanz besagt, dass gleiche Schwingungen zum Mitschwingen führen. Dieses Phänomen kennen Sie vielleicht noch aus der Schule, von den Pendelversuchen im Physikunterricht. Sogar die Pendeluhren beim Uhrmacher schwingen sich irgendwann alle auf eine Frequenz ein. Soweit zur Resonanz in der dritten Dimension. Wie sieht es in den anderen Dimensionen aus?

Anziehung entsteht durch Resonanz. Dinge, die Sie wissentlich oder unwissentlich anziehen, müssen erst zum Mitschwingen angeregt werden.

Vom Bewusstsein zum individuellen Leben

Am Anfang stand das Bewusstsein (5D+) mit der Idee, wieder einmal zu inkarnieren. Aus dieser Idee entstand die Urform der persönlichen Matrix, eine energetische, informative, schwingende Vorlage. Damit aus dieser Matrix ein Körper in der dritten Dimension entstehen konnte, musste die Matrix in ein energetisches Feld, in die vierte Dimension, übertragen werden. Dieses Feld ist eine Art feinstofflicher Körper – noch sehr hoch schwingend, aber bereits mit seelischen und emotionalen Informationen aus früheren Inkarnationen. Bereits jetzt beginnt das Gesetz der Resonanz, seine Wirkung zu entfalten: Angelegte Schwingungen in der Matrix erzeugen Resonanz für die passenden Lebensumstände in Form von zukünftigen Eltern, sich entwickelnder Umgebung und sozialem Umfeld, um genau die Voraussetzungen zu schaffen, die gewünschten Erfahrungen entsprechend der Urmatrix machen zu können.
Die Schwingungen der Urmatrix strahlen in das individuelle morphische Feld aus und bringen andere, gleichgeartete Schwingungen im nahen Umfeld zum Mitschwingen. Daraus entstehen die ersten Anziehungen und Verdichtungen. Das Feld wird größer, und damit werden die Ausstrahlung und die entsprechende Anziehung

immer stärker. Weitere ergänzende Schwingungen kommen ins Mitschwingen und werden angezogen. Der feinstoffliche Körper verdichtet sich immer mehr.

Die Schwingungen verdichten sich

Bis zur Geburt kommen im Mutterleib noch viele andersgeartete Schwingungen hinzu: Dies können Verhaltensweisen der Mutter oder von ihr angezogene Schwingungen zu den Themen »Geld«, »Beziehungen« oder »Essen« sein; alles wirkt. Alle Schwingungen sind Informationen und werden in den entstehenden – nunmehr grobstofflichen – Körper der dritten Dimension integriert. So sammeln sich Abermillionen von Schwingungen bereits im embryonalen Zustand zu einem immer dichter werdenden, schwingenden energetischen Netz. Auch nach der Geburt hört der Prozess nicht auf. In der dritten Dimension, der größten Dichte, strahlen die Energiekörper permanente Schwingungen aus. Es kommen die individuellen Gefühle, Wünsche, Gedanken und Worte dazu. Daraus entsteht ein höchst individuelles Energiekleid. Kein zweiter Mensch weltweit hat auch nur annähernd die gleichen Schwingungen gespeichert oder strahlt sie aus. Mit Matrix Inform lassen sich nun erworbene und einschränkende Schwingungen wie z. B. überholte Überzeugungen der Mutter, der Gesellschaft oder des Umfelds transformieren. Dadurch treten die individuellen Schwingungen deutlicher hervor, und die persönliche Ausstrahlung wird klarer.

Transformieren Sie Schwingungen von Lebensumständen, die Sie negativ beeinflussen, so werden diese schließlich aus Ihrem Leben verschwinden.

Die Wechselbeziehung der Resonanz

Das Gesetz der Resonanz ist ein wechselseitiges Gesetz. Wir ziehen Menschen, Dinge und Situationen durch unsere Ausstrahlung an und werden von anderen Menschen, Dingen und Situationen angezogen. Nicht nur wir strahlen Schwingungen aus und bringen andere Schwingungen in Resonanz; auch wir selbst gehen durch andere Schwingungen in Resonanz, wenn wir sie bereits in uns tragen. Mit Matrix Inform lassen sich Schwingungen nachhaltig transformieren. Betrachten wir alles unter dem Aspekt von Schwingungen und Resonanz, müssen wir lediglich Schwingungen transformieren, die sich als Problem manifestieren.

Das Gesetz der Anziehung

Dem Gesetz der Anziehung liegt eine wichtige Voraussetzung zugrunde: Sobald Sie einem Objekt Ihre Aufmerksamkeit schenken, bedeutet dies automatisch, dass Sie mehr davon haben möchten. Denn durch Ihre Aufmerksamkeit auf Menschen, Dinge, Situationen und Lebensumstände bringen Sie die Schwingungen dieser Objekte ins Mitschwingen, also in Resonanz. Das Gesetz der Resonanz muss dementsprechend als eine Vorstufe für Anziehung betrachtet werden: ohne Resonanz keine Anziehung.

Unabhängig davon, ob Sie sich positiv oder negativ mit Menschen oder Dingen auseinandersetzen: Aufmerksamkeit schenkt Energie!

Gleiches zieht Gleiches an

Das bedeutet nun nicht, dass Sie alles, was Ihnen geschieht, anderen zu verdanken haben und eigentlich nur ein Opfer der für Sie widrigen Umstände sind. Durch die Gedanken und Gefühle in einem Menschen entsteht eine bestimmte Schwingungsqualität, die man wie ein Sender nach außen abstrahlt und durch Körpersprache in Verhalten, Mimik oder Gestik unterstreicht. Was wir auf diese Art und Weise ausstrahlen, wird über das Gesetz der Resonanz in Schwingung versetzt; die Schwingungen, die dann zu uns passen, ziehen wir an. Wie sich diese kumulierte Schwingung in unserer Realität manifestiert, kann nicht von vornherein genau gesagt werden, doch werden sich die Themen sehr ähnlich sein. Ein Opfer, das sich immer wieder als Opfer fühlt, setzt sich beispielsweise der Gefahr aus, irgendwann auch einmal Opfer eines Überfalls im wahrsten Sinne des Wortes zu werden. Wer frustriert ist, zieht weitere Frustration an. Wenn sich hier die Gedanken und Gefühle in ihrer Summe nicht verändern, bleibt man in diesem Teufelskreis gefangen. Dieser Mensch unterliegt einem gedanklichen und damit energetischen Jo-Jo-Effekt negativer Art.

Man muss sich klar darüber werden, dass man als Mensch vielen äußeren Einflüssen unterliegt und diese individuell bewertet. Inwieweit man diese Einflüsse in sich wirksam werden lässt, entscheidet man selbst.

Das Gesetz der Reaktion

Auch das ebenfalls von Isaac Newton formulierte Prinzip der Wechselwirkung ist ein bekanntes physikalisches Phänomen: »actio est reactio«, Aktion = Reaktion. Drücken Sie beispielsweise mit dem Daumen auf einen Gegenstand, drückt der Gegenstand mit dem gleichen Druck in Ihre Richtung zurück.

Damit sind wir auch schnell bei dem Begriff »Karma«. Verwendet man das Wort wertfrei, steht Karma lediglich für Handlung, Tat oder das Ergebnis einer Handlung. Wenn man so will, kann man auch sagen, dass Denken eine Art von geistigem Karma ist. Wir sprechen lieber von Kausalität, Ursache und Wirkung: Jedes Ereignis oder Ergebnis muss immer einen bestimmten Grund haben, damit es eintreten kann. Auch hinter der Krankheit eines Körpers, hinter einem bestimmten Erlebnis steckt ein bestimmter Grund. Typische Sprichwörter, die das Prinzip der Kausalität zum Ausdruck bringen, sind beispielsweise die folgenden:

- Wie man in den Wald hineinruft, so schallt es heraus.
- Was du säst, wirst du ernten.
- Jeder ist seines Glückes Schmied.

Das bedeutet aber auch, dass ich mich kraft meiner Gedanken dafür entscheiden kann, was ich ernten möchte. Will ich im Sommer überhaupt etwas ernten, darf ich nicht untätig bleiben, wenn es Zeit für die Aussaat ist. Wenn ich im Sommer Weizen ernten möchte, muss ich mich bei der Aussaat auch für Weizenkeime entscheiden. Im Hochsommer dann Gerstenstroh einfahren zu wollen, wäre die falsche Erwartungshaltung. Denn auf meinem Bauernhof, also in meinem Leben, entscheide ich, was auf dem Feld passiert und was nicht. Ob es nun regnet oder nicht und die Ernte deshalb schlecht ausfällt, unterliegt allerdings nicht meinem Einfluss.

Die universellen Gesetze wirken, ob Sie diese kennen oder nicht. Gerade deshalb ist es sinnvoll und äußerst hilfreich, deren Wirkung und Inhalt zu kennen.

Das absichtsvolle Erschaffen

Gehen wir mit einer bestimmten Absicht an ein Thema heran, müssen wir uns vor diesem Hintergrund überlegen, wie wir daran herangehen. Hinter einer Handlung steht immer ein bestimmter Gedanke, denn um aus einem Gedanken Realität werden zu lassen, werden Handlungen in Gang gesetzt.

Die universellen Gesetze haben immer Gültigkeit. Dabei ist es völlig unerheblich, ob man sich dieser Zusammenhänge bewusst ist oder nicht. Die universellen Gesetze wirken, auch wenn man nicht daran glaubt oder sie kennt. Auch ist es nicht notwendig, dass andere Menschen diese Dinge verstehen oder akzeptieren – man muss es nur selbst tun. Denn nur man selbst erschafft seine Wirklichkeit. Das hat nun eine weitere wichtige Konsequenz. Wenn man etwas erschaffen will – egal, ob es sich dabei um Rasenmähen oder Autowaschen handelt –, ist es zunächst wichtig, sich dazu seine Gedanken zu machen. Ich brauche auf jeden Fall einen Rasenmäher oder Schwamm und Eimer. Mit dieser Initialzündung, der Idee, wird durch gedankliche Arbeit eine Matrix als Vorlage dafür geschaffen, was irgendwann einmal vom Gedanklichen in den Zustand der Materialität, der 3D-Realität, überführt wird. Die geistigen Schwingungen verdichten sich immer weiter, bis schließlich das Ergebnis greifbar ist.

Die Amplitude ist die maximale Ausdehnung einer Schwingung. Der Scheitelpunkt der positiven Welle im Verhältnis zum Scheitelpunkt der negativen Welle bestimmt die Amplitude.

Gedanken und Gefühle schaffen Realität

Man hatte die Idee, etwas zu erschaffen, man hat sich dafür entschieden, man hat seine Absichten formuliert, sich etwas gewünscht und damit allen Gedanken, die mit dem Projekt oder – wie wir bei Matrix Inform sagen – Thema in Verbindung stehen und gedacht wurden, ein schöpferisches Potenzial verliehen.

Das, was jetzt ist, Ihre gegenwärtige Situation im Hier und Jetzt ist von Ihnen geschaffen worden. Dabei muss jedoch festgestellt werden, dass ein Gedanke oder ein Gefühl mit schöpferischem Potenzial auch eine Situation erschaffen kann, die man gar nicht gewollt hat. Denn wir wollen davon ausgehen, dass Sie sich bewusst nicht dafür entschieden haben, krank, unzufrieden oder unglücklich sein zu wollen.

Durch Gedanken und Gefühle wird also etwas erschaffen – auch wenn man das nicht möchte. Wie verträgt sich das mit dem Gesetz der Resonanz bzw. mit dem Gesetz der Anziehung? Denn normalerweise sind es doch die Gegensätze, die sich anziehen, wie es schon das Sprichwort sagt. Was ist passiert?

Hier müssen wir uns nun von den Erfahrungen aus der dritten Dimension mit ihrer Polarität und von den Ideen des Magnetismus lösen. Beim Magneten stoßen sich die beiden gleichen Pole ja bekanntlich ab, während die gegensätzlichen sich anziehen. So funktioniert Anziehung auf der materiellen Ebene. Diese müssen wir jedoch bei der Betrachtung der kosmischen Gesetze verlassen; stattdessen begeben wir uns auf eine geistige Ebene, auf der sich Gleiches anzieht und verstärkt. Gleiche Schwingungen treten miteinander in Resonanz, was zu einer erhöhten Schwingungsamplitude führt – die Schwingung wird größer, stärker, kräftiger. Wir werden also von Dingen angezogen, mit denen wir in Resonanz treten oder mit denen wir in Resonanz gebracht werden.

Eine »Stehende Welle« entsteht aus der Überlagerung zweier gegenläufig fortschreitender Wellen gleicher Frequenz und gleicher Amplitude. Die Wellen können aus zwei verschiedenen Erregern stammen oder durch Reflexion einer Welle an einem Hindernis entstehen. Durch die sich erhöhende Amplitude bekommt die Welle mehr Kraft.

Eine verzwickte Situation

Immer wenn Sie sich mit einem Thema beschäftigen – unabhängig davon, welches Thema das ist –, gehen Sie gedanklich damit in Resonanz. Und das bedeutet auch: Selbst wenn Sie sich mit einem Thema beschäftigen, das Sie ablehnen – Armut, Krankheit, persönlicher oder beruflicher Misserfolg, Raub, Mord, Vergewaltigung, Neid, Hass – und das negative Gefühle in Ihnen hervorruft, hat Sie die kosmische Gesetzmäßigkeit gefangen. Denn dem Zustand des für Sie Negativen haben Sie Ihre Aufmerksamkeit gewidmet – und erschaffen wird das, womit man sich gedanklich beschäftigt, dem man seine Aufmerksamkeit schenkt.

Glücklicherweise gibt es auch einen gewissen Schutz vor diesem Automatismus: Viele Gedanken sind nicht mit der Kraft ausgestattet, um sich sofort oder in nicht allzu ferner Zukunft zu materialisieren. Entsprechend dem Motto »Eine Schwalbe macht noch keinen Sommer« gilt: Eine Schwingung macht zwar einen Gedanken bzw.

umgekehrt, doch wird daraus noch lange keine »Stehende Welle«. Diese machtvolle »Stehende Welle« entsteht nur dann, wenn man sich lange genug mit einem Thema beschäftigt, wenn man immer in die gleiche Richtung denkt. Bei einem negativ beladenen Thema wird durch dieses Denken eine Situation erschaffen, die man eigentlich unbedingt vermeiden wollte. Doch da man sich vorher nicht immer genau überlegen kann, was man anschließend denken möchte, ist es sicherlich hilfreich, der inneren Führung, der Intuition zu vertrauen.

Matrix Inform ist absolut alltagstauglich. Ihre Kreativität und spielerische Leichtigkeit im Umgang mit der »Welle« sind entscheidend für nachvollziehbare Ergebnisse.

Jean-Pierre und die Wirkungen von Matrix Inform

Jean-Pierre, Mitte 50, war lange als Gastronom in der Schweiz tätig. Nachdem er beschlossen hatte, diese Tätigkeit aufzugeben, wurde er Außendienstmitarbeiter einer Spirituosenfirma. Seine Aufgabe bestand vom ersten Tag an darin, Spirituosengroßhändler, Restaurants, Hotels, Bars und den Spirituosenfachhandel zu betreuen, insgesamt also eine Tätigkeit, die vom Kundenkontakt lebt. Obwohl er im Umgang mit Menschen wenig Probleme hatte, fiel es ihm schwer, sich mehrmals am Tag immer wieder neu auf einen anderen Kunden einzustellen, denn er musste sich nicht nur mit den Kunden unterhalten, sondern auch ein feines Gespür für seine Geschäftspartner entwickeln, Situationen positiv gestalten und immer wieder Lösungen finden, um Schwierigkeiten in der gegenseitigen Geschäftsbeziehung schnell zu beseitigen. So suchte er nach neuen Wegen und kam zu einem Matrix-Inform-Seminar. Jean-Pierre wollte seine persönliche Situation verbessern.

Bereits mit der Idee, am Seminar teilzunehmen, wurde eine Resonanz zu Matrix Inform erzeugt; die Teilnahme am Seminar war dann die Verdichtung der Idee in der Realität.

Bereits nach dem ersten Seminar war es für Jean-Pierre eine Selbstverständlichkeit, vor seinen Kundenbesuchen eine erfolgreiche »Welle« auf diesen Kontakt zu geben. Allein das sorgte dafür, dass er viel öfter als früher mit einer größeren Bestellung nach Hause kam. Sein Auftreten gegenüber den Kunden veränderte sich, er wurde ruhiger und gelassener, konnte viel besser zuhören und die Geschäftspartner auch ausreden lassen, ohne sie wie vorher permanent zu unterbrechen. Er gab sich Momenten der Ruhe hin, spürte in die Situation hinein und hinterfragte, was der Kunde wirklich gemeint hatte.

Verkaufsgespräche sind für ihn nun stets positive geistige Präsenz, problemorientierte Lösungen werden immer leichter und befriedigender für beide Seiten gefunden. Die Gespräche wurden tiefsinniger, aus Kunden wurden Freunde, Jean-Pierres Umsatz ist durch diese persönlichen Veränderungen deutlich gestiegen. Darüber hinaus hat sich auch Jean-Pierres Beziehung zu seiner Ehefrau nochmals vertieft.

In drei Schritten

Mit dem Universum Kontakt aufnehmen

Um Ihre Wünsche oder Vorstellungen nun umzusetzen bzw. umsetzen zu lassen, müssen Sie Folgendes tun:

- **Umreissen Sie** Ihre Wünsche klar; definieren Sie, ohne zu fixieren.
- **Finden Sie** den richtigen Adressaten für Ihren Wunsch.
- **Bauen Sie** den richtigen Kommunikationsstrang auf.

Dazu ist wieder etwas Theorie notwendig. Für das Verständnis von Matrix Inform und dafür, wie Sie mit dieser Methode schließlich auch erfolgreich umgehen können, stellen die genannten drei Punkte eine wichtige Voraussetzung dar.

Wer ein Auto kaufen möchte, geht auch nicht ohne konkrete Vorstellungen in ein Autohaus und sagt zum Verkäufer lediglich: »Ich hätte gern ein Auto.«

Die Formulierung des Ziels

Sie müssen sich bewusst sein, was Ihre Ziele sind. Sie müssen Ihre Ziele formulieren. Sie müssen dabei die kosmischen Gesetze beachten und die Prinzipien des absichtsvollen Erschaffens berücksichtigen. Wenn Ihnen das etwas viel auf einmal vorkommt, können Sie ruhig Stift und Papier zu Hilfe nehmen und auch wichtige Details festhalten.

Nur wer bei Bewusstsein ist, kann die Gegenwart aktiv erleben und sie gestalten. Viele Dinge laufen zwar auch automatisch ab, beispielsweise das Betätigen der Gangschaltung beim Autofahren, doch ist die Voraussetzung dafür das Bewusstsein. Denn mit unserer Aufmerksamkeit, die auch notwendigerweise an das Bewusstsein gekoppelt ist, filtern und verarbeiten wir den unendlichen Datenstrom; genauer gesagt verarbeiten wir ihn über die rechte und linke Gehirnhälfte sowie über weitere Gehirnabschnitte, etwa den Hypothalamus. Einer bestimmten Gehirnregion ist das Bewusstsein jedoch nicht zugeordnet; man kann es lediglich mit Nervenaktionen in Verbindung bringen und elektrisch oder grafisch darstellen, beispielsweise mittels EEG oder PET. Eine Sonderstellung nehmen zwar die Schutzreflexe ein, aber auch die sind an das Bewusstsein gekoppelt.

EEG ist die Abkürzung für Elektroenzephalogramm, gewissermaßen das EKG des Gehirns. PET steht für Positronenemissionstomogramm; damit kann man die Funktion von Organen abbilden; es handelt sich also um eine Art dynamisches Röntgenverfahren.

Denken – ein unbewusster Prozess

Nun stellt sich die Fragen: Können wir es auch gestalten, wenn wir uns mit dem Feld der Quanten, der 4D, verbinden wollen, oder geschieht das eher unbewusst? Wie klinken wir uns in die »gesunde Matrix« ein? Reicht dazu ein normaler Denkprozess, geht das mit unserem normalen Verstand?

Das Denken wird von uns gar nicht bemerkt. Es läuft im Hintergrund ganz automatisch und ohne besondere Anstrengung ab. Die Gedankenflut, ein Meer von Energie, ist immer um uns präsent. Wir denken immer, sobald wir wach sind. Gedanken strömen auf uns ein, mit einigen gehen wir in Resonanz und verfolgen sie weiter, doch die meisten strömen nur so dahin und sind wieder weg. Greifen wir einen Gedanken auf und konzentrieren uns darauf, arbeitet der Verstand zielgerichtet.

Die über die Sinne einlaufenden Informationen werden im Gehirn verarbeitet. Zunächst wird die Bedeutung der eingehenden Information geklärt. Nach dieser Informationsanalyse werden verschiedene Möglichkeiten zur Beantwortung des Reizes geprüft, und schließlich wird die endgültige Antwort gegeben und das folgende Resultat wieder überwacht – ein Rückkoppelungsmechanismus.

Das Denken leitet unser Handeln. Um bestimmte Ziele zu erreichen, brauchen wir demnach schon den Entwurf eines Programms für Körper und Geist, was jetzt zu tun ist.

Der Prozess des Denkens umfasst das Verarbeiten und Merken von Informationen; die daraus gezogenen Schlussfolgerungen führen zur Lösung von Problemen und zur Entwicklung weiterführender Konzepte.

Da wir aber mit dem reinen, höheren Bewusstsein arbeiten und gewissermaßen um ein Wort von der universellen Intelligenz bitten, müssen wir uns von einer Erwartungshaltung trennen, von einer exakten Programmierung. Zwar gilt es, das Ziel zu beschreiben, doch ist der Anwender gehalten, der höheren Instanz nicht in den Arm zu fallen; damit blockiert er möglicherweise Lösungswege.

Entscheidend ist der Ansatz, dass man sich zwar des freien Willens bedient, um eine Veränderung herbeizuführen, deren Ausführung aber dem Universum oder der göttlichen Weisheit überlässt; »Nachbesserungen« können anschließend immer noch angefordert werden. Mit dem Verstand funktioniert das nicht; hier operiert lediglich das Bewusstsein.

Den richtigen Ansprechpartner im Universum finden

Wenn Sie sich vorstellen, dass Sie eine Ansammlung von Energie sind, die quantenphysikalischen Grundsätzen gehorcht, dass wir auf atomarer Ebene alle aus demselben Material bestehen und dass zwischen diesem Material und dem Meer von Energie aufgrund der sich permanent irgendwo und irgendwie treffenden Wellen ein riesiger Pool von Informationen und Daten besteht, werden Sie verstehen, welche ungeahnten Möglichkeiten in dieser Art von Erkenntnis liegen.

Wir sprechen hier von Lebenskraft, die durch das gesamte Universum fließt. Wir Menschen haben Kontakt zu diesem Potenzial und daneben auch die Möglichkeit, diese Lebenskraft anzuzapfen. Deshalb glauben wir auch, dass »universelle Lebenskraft« als Begriff besser zu handhaben ist als der Begriff des NICHTS. Dieses Energiefeld, diese universelle Lebenskraft vermittelt uns damit auch Antworten auf grundsätzliche Fragen in der Biologie, der menschlichen Morphologie. Und diese universelle Lebenskraft ist genau das, woran Menschen seit Tausenden von Jahren geglaubt haben, nur eben ohne physikalischen Beweis, ohne Wissenschaft, eher intuitiv. Sie bildet die Basis für alternative Heilmethoden bis hin zum Thema des Lebens nach dem Tod.

Welchen Namen Sie dieser universellen Lebensenergie geben möchten, bleibt Ihrem Credo überlassen – beispielsweise käme der Name »Gott« dafür in Betracht.

Komplexes Beziehungsnetz

Wendet man die Quantenphysik auf die Biologie an, erhält man ein komplexes Netz unteilbarer wechselseitiger Beziehungen – die universelle Matrix in 5D+, die sich auf unsere dreidimensionale Realitätsebene auswirkt. Subatomare Teilchen besuchen uns auf der Erde, verbinden sich für eine unvorstellbar kurze Zeit mit anderen Teilchen und sind mit einem Quantensprung wieder im materielosen Energiefeld des Universums verschwunden. Wenn wir uns als Teil dieser Natur und nicht von ihr getrennt betrachten, verfügen wir auch über deren Kraft: Der Mensch ist ein Hologrammteilchen des kosmischen Hologramms.

Kontaktaufnahme mit dem Kosmos

Bei der »Telefonkonferenz« mit der 5D+ müssen sich beide Teilnehmer verstehen – denn was nützt Ihnen ein Tipp zur Gewichtsreduktion, wenn Sie nicht erkennen können, dass es a) überhaupt ein Tipp und dass er b) an Sie gerichtet ist? Das viel beschäftigte Universum seinerseits muss erkennen, dass Sie »anrufen«.

Zur Kommunikation mit dem Urgrund benötigen wir weder eine besondere Sprache noch eine Ausbildung oder Anleitung. Wir müssen uns nur der Sprache des Bewusstseins, der Sprache der Gefühle bedienen. Statt emotionaler Kommunikation mit der Innenwelt kann man auch sagen: auf die Intuition hören.

Der »Sprechfunkverkehr« läuft ebenso ab wie in der ganz normalen Funktechnik: über das Wechselsprechen. Alle Teilnehmer sprechen und hören auf der gleichen Frequenz – wie im Polizeifunk. Bevor es aber losgeht, müssen Sie dafür sorgen, dass Funkstille herrscht. Nebengeräusche stören. Und für diese Nebengeräusche sorgt in unserem menschlichen Bewusstseinsfunk der Verstand.

Ihr Ansprechpartner ist das NICHTS, das Quantenfeld mit dem dahinter wirkenden Geistigen. Mit dem Verstand erreichen Sie diesen Bereich nicht; es müssen sich menschliches und kosmisches Bewusstsein miteinander verbinden, damit Kommunikation zustande kommt.

Einfache Konzentrationsaufgaben

Durch seine Gedankenarbeit, das Ersinnen von Ideen und das Wälzen von Problemen erzeugt der Verstand eine permanente Geräuschkulisse, die den leisen Funkverkehr übertönt. Also müssen Sie dafür sorgen, dass der Verstand – zumindest teilweise – ausgeschaltet wird. Das ist ganz einfach, dazu ist keine Meditation notwendig – es soll sich nur das Gedankenkarussell nicht mehr so schnell drehen.

Einfach, aber wirkungsvoll sind folgende Methoden:

- **Beobachten Sie** den eigenen Atem und zählen Sie beim Einatmen 1 und beim Ausatmen 2: 1 und 2, 1 und 2, 1 und 2 und so weiter.
- **Versuchen Sie,** sich eine weiße Leinwand vorzustellen.
- **Denken Sie** an eine Uhr, wie sich der Zeiger immer weiterbewegt.
- **Stellen Sie** sich die Flamme einer Kerze vor.

Diese einfachen Konzentrationsaufgaben langweilen den Verstand unglaublich – und bringen ihn somit effektvoll zur Ruhe. Er ist von Problemlösungen entbunden, Sie geben Ihrem Freund einfach mal frei. Die Ruhe im Verstand, die Funkstille, ist die entscheidende Voraussetzung für den Erfolg der Matrix-Inform-Anwendungen.

Nicht zu denken ist in unserer Zivilisation eine Kunst – obwohl es von Natur aus ein Seinszustand ist.

Sitzen Sie dabei nur still, schlafen Sie nicht ein. Denn dann bricht die Funkverbindung ab. Die Stille zwischen zwei Gedanken ist genau der Moment, in dem Sie senden und empfangen können. Wenn die Aufmerksamkeit im Außen nachlässt, können Sie die inneren Reaktionen verspüren. Dieses Verfahren muss nicht über Minuten ausgedehnt werden, was bei längerem Training aber durchaus möglich ist. Doch wenn es auch nur einen kurzen Moment gelingt, können Sie spüren, dass sich Ihr Körper plötzlich anders anfühlt; ein Taubheits- oder Schweregefühl etwa zeigt uns, dass wir »online« sind.

Hinsichtlich der Schwingungen sollen sich nun die höheren Frequenzen aus den höheren Dimensionen mit den Frequenzen der materiellen Welt verbinden, um die langsameren und niedrigen Frequenzen, die die verdichtete 3D-Realität kennzeichnen, zu erhöhen. Wenn dies geschieht, macht es sich durch ein Gefühl der Leichtigkeit bemerkbar, möglicherweise aber auch durch Zuckungen der Muskulatur oder ein Kribbeln im Körper. Diesen körperlichen Sensationen sollten Sie jedoch keine Beachtung schenken, da so die »zielgerichtete Unaufmerksamkeit« abschweift und Sie aus dem Zustand der Gedankenstille herausfallen.

Der Ablauf im Überblick

- **Zunächst sollte der Verstand etwas zur Ruhe gebracht werden; es sollte eine leichte und beschwingte Stimmung vorherrschen.**
- **Anschließend wird die Verbindung zum Universum aufgebaut. Ist diese hergestellt, zeigt sich das in körperlichen Sensationen oder Bewegungen. Damit wird deutlich, dass eine erste sichtbare Botschaft von oben eingegangen ist – auf diese hat der Körper reagiert.**
- **Nun steigen Sie in die eigentliche Kommunikation ein und formulieren das Thema, die Absicht. Das ist notwendig, da Sie als »Anrufer« etwas mit den Tipps, um die Sie bitten, anfangen können möchten.**
- **Nachdem die Botschaft wie bei einer Rohrpost abgesendet wurde, ist die eigentliche Arbeit Ihrerseits getan.**
- **Nun heißt es loslassen und auf die Hilfe aus dem Universum warten.**

Wie lange es dauert, bis dieser Prozess der geistigen Anbindung abgeschlossen ist und nun die Übertragung der höheren Energien stattfindet, kann man nicht vorhersagen; das ist sicherlich auch von Mensch zu Mensch verschieden. Bestimmende Faktoren dabei sind der Wunsch und die Bereitschaft, den Kontakt herzustellen und zuzulassen; je besser Sie sich dabei fühlen, je höher Sie schwingen, desto schneller erfolgt auch der Anbindungsprozess.

Erinnern Sie sich: Auch Schwimmen ist in jedem Menschen angelegt. Sich wieder mit der universellen Energie zu verbinden, ist nur ein Erinnern an angelegte Fähigkeiten.

Der innere Heiler hilft mit Rat und Tat

Matrix Inform ist eine Methode, die Sie für Probleme jeglicher Art einsetzen können, für Erkrankungen ebenso wie für psychische Belastungen oder persönliche Wünsche. Matrix Inform ist universell einsetzbar, aber keine Heilmethode. Es ist lediglich eine Idee, wie Sie Heilung bei sich initiieren können.

Die in jedem Menschen schlummernde höchste medizinische Instanz ist der sogenannte innere Heiler. Dieser dem Menschen zur Seite gestellte Hausarzt initiiert Heilungsprozesse und setzt die entsprechenden Wünsche und Ideen des Körpers um – sofern man ihn lässt. Meist verbieten wir dem Arzt im eigenen Haus den Mund, sei es durch Selbstsabotage, falsche Glaubenssätze oder Einfluss von außen. Doch was könnte Sie auf dem Weg zum neuen Wohlbefinden am besten unterstützen und motivieren, wenn nicht ein Ratschlag der eigenen Einsicht? Kein Ratschlag von außen kann hilfreicher sein, und sei er noch so gut gemeint. Sie müssen also lernen, sich selbst besser zuzuhören und die erhaltenen Tipps in die Realität umzusetzen. Das nennt man auch Intuition, das Hören und Handeln nach dem Bauchgefühl. Und das wiederum ist nichts anderes als die Kommunikation mit dem Universum. Sie können Ihren inneren Heiler für jedes Thema bemühen, damit es zu einer Heilung kommt. Und vergessen Sie nicht: Es gibt keinen äußeren Heiler, der heilt – nur eine Heilung, die geschieht.

Matrix Inform bedeutet nicht, ein Energiekanal zu sein und persönliche Energien zu übertragen. Matrix Inform ist die Anbindung an eine universelle Energie.

Die Arbeit mit den Händen

Alle energetischen Methoden – Akupunktur, Homöopathie, Reiki und dergleichen mehr – funktionieren durch das Übertragen von Energie bzw. dadurch, dass Energien wieder ins Fließen gebracht werden. Das soll dafür sorgen, dass im menschlichen Körper alles wieder in harmonischen Schwingungen verläuft. Zum Übertragen der Energie werden bei vielen Techniken die Hände aufgelegt.

Bei Matrix Inform ist das anders. Bei dieser Methode tauchen die Hände in das Energiefeld des Menschen oder befinden sich direkt am Körper, um Zonen wahrzunehmen, die eine unterschiedliche »Konsistenz« im Vergleich mit dem Gewebe der Umgebung aufweisen. Es kann sich um Verhärtungen, also muskuläre Verspannungen, handeln, es kann sich irgendwie »klebrig« anfühlen, es können schmerzhafte Areale sein. Dieses Handauflegen dient keinesfalls einer Energieübertragung und ist auch keine Diagnose; vielmehr ist es eine Symptomwahrnehmung auf körperlicher Ebene. Nach der Anwendung kann man diese Stellen erneut prüfen. Es kann sein, dass Veränderungen eingetreten sind, muss aber nicht; es gibt auch Prozesse, die zur Veränderung mehr Zeit benötigen.
Dies ist die einzige Art der »Handarbeit«, die Sie bei Matrix Inform durchführen müssen, entweder bei sich selbst oder bei einer anderen Person. Die Veränderungen – die Heilung, wenn man so will – laufen rein auf der Bewusstseinsebene des betreffenden Menschen ab, nicht beim Anwender. Bei Matrix Inform nennen wir die Arbeit mit den Händen auch die Zwei-Punkt-Methode; Näheres dazu finden Sie ab Seite 118.

Symptome können zu den anstehenden Problemen einen Weg weisen. Sie dürfen aber nicht mit dem eigentlichen Thema verwechselt werden, das geklärt werden soll.

Veränderungen auf energetischer Ebene

All das, was wir in unserer Realität auf der Ebene der dritten Dimension erleben, ist im Prinzip eine Illusion. Eigentlich besteht die Welt aus Schwingungen und Informationen, die wir mit unseren Sinnesorganen übersetzen und für uns transformieren, damit sie fassbar werden. Aus diesem Grund sind Krankheiten und Probleme jedweder Art nur Ausdruck von Schwingungen, die eine Phasenverschiebung aufweisen und damit eine Ausprägung erhalten, die von uns als Störung interpretiert wird. Und dieser Störung geben wir einen Namen, egal, ob es sich dabei um eine Lungenentzündung handelt oder Kopfschmerzen oder etwas anderes.

So lassen sich durch Veränderungen auf energetischer Ebene alle möglichen Themen beeinflussen: Partnerschaftskonflikte, berufliche Probleme, allgemein jedes Lebensthema.

Alles ist Schwingung.
Alles ist Energie.
Alles ist Information.

Die Matrixverschiebung, die stattgefunden hat, wird in den ursprünglichen Schwingungszustand zurückversetzt. Dysbalancen finden zurück zur Balance. Mit Matrix Inform bringen wir die Matrix wieder in die richtige Form. Die Arbeit an der Matrix ist eine grundlegende Arbeit, eine Arbeit von oben nach unten, von der höchsten Ebene bis zu unserer dreidimensionalen Alltagswelt. Die Balance der Matrix sorgt für Ordnung in unserem Leben. Die Urmatrix liefert die entsprechenden Grundlagen, derer wir uns nur noch bedienen müssen.

4 = 1

Die Systematik der Energiekörper

Dimensionen spielen in unserem Buch eine wichtige Rolle, ebenso wie Sie in der dritten Dimension Ihre Rolle spielen: als Körper, der agiert und interagiert, mit der Umgebung, mit anderen Dimensionen, mit Energiefeldern – und anderen Körpern.

Doch Sie verfügen als 3D-Energiewesen nicht nur über einen einzigen Körper, der sich durch die Haut von seiner Umgebung und anderen 3D-Körpern abgrenzt. Sie verfügen über mehrere Energieschichten, die miteinander verwoben sind. Sie können sich das wie eines dieser russischen Holzpüppchen vorstellen: Eines steckt im nächstgrößeren, und immer mehr kommen zum Vorschein.

Vier Energiekörper bilden in unserem Modell eine Einheit: der physische Körper, der Mentalkörper, der Emotionalkörper und der spirituelle Körper.

Unser Modell von Matrix Inform geht von vier Energiekörpern aus, wobei die Idee allerdings nicht neu ist. Auch in der asiatischen Philosophie, etwa im Reiki, wird von vier Körpern gesprochen: dem Äther-, dem Gefühls-, dem Mental- und dem Kausalkörper.

Energiekörper in der anthroposophischen Medizin

Die anthroposophische Medizin nach dem österreichischen Philosophen Rudolf Steiner (1861–1925) spricht von drei sogenannten Leibesgliedern und einem ICH. Die anthroposophische Medizin versteht sich als Kombination von Schulmedizin und Philosophie: Die Krankheit wird als Botschaft angesehen, dass das innere Gleichgewicht verloren gegangen ist und nun durch besondere Heilmittel und die körpereigenen Selbstheilungskräfte wiederhergestellt werden soll.

Zu den sogenannten Leibesgliedern nach Rudolf Steiner gehören die folgenden:

- **Physischer Leib** Er ist wahrnehmbar und mit unserem 3D-Körper vergleichbar.
- **Ätherleib** Er bezieht sich auf unsere Innenwelt, auf die Gefühle, den Stoffwechsel u. Ä.
- **Astralleib** Er ist als Seele aufzufassen.
- **ICH** Dieses entspricht dem ewigen Wesen, dem Bewusstsein.

Keiner unserer Körper ist statisch und unveränderbar. Ganz im Gegenteil: Sie sind alle einem ständigen Wandel unterworfen.

Wahrnehmung des körpereigenen elektromagnetischen Felds

Im physischen Körper befinden wir uns hinsichtlich der Schwingungen bereits im Mikro-, Nano- oder Pikobereich. Die Proteine und sonstigen Moleküle mit ihren atomaren Seitenketten bilden Sende- und Empfängerstationen für subtilste Informationen; sie lassen elektromagnetische Felder entstehen und sorgen damit gleichzeitig für Polarität.

Das körpereigene elektromagnetische Feld kann auch von Nichthellsichtigen oder wenig Geübten als dem Körper anliegende »flimmernde Zone« von etwa fünf Zentimeter Dicke vor einem hellen Hintergrund wahrgenommen werden. Dies ist die erste Auraschicht, die oft auch mit dem Begriff »Ätherkörper« bezeichnet wird. Wer sich darüber näher informieren möchte, sei auf die Biophotonenforschung von Prof. Fritz-Albert Popp verwiesen.

Der physische Körper

Der physische Körper ist der dichteste Energiekörper. Er schwingt am langsamsten und ist der dritten Dimension zugeordnet; damit unterliegt er allen uns bekannten physikalischen Gesetzen. Man kann ihn als Gefäß ansehen, in dem die stoffliche menschliche Essenz enthalten ist, die Hülle aller Organe mit allen physiologischen Abläufen. Er verkörpert die Gegenwart und ist vergänglich; sobald die Verbindung zur Seele unterbrochen ist und die Belebung des physischen Körpers erlischt, lösen sich die Verdichtungen auf, und der Körper zerfällt. Ein physischer Körper dient immer einer Inkarnation und ist auch nur für eine Seele bestimmt.

Der Tod ist die notwendige Konsequenz jedweder Weiterentwicklung des Menschen. So macht es ihm die Natur mit dem Jahreszyklus vor: Der physische Körper beginnt mit der Geburt seinen eigenen Stoffwechsel, wächst heran, altert und stirbt wieder.

Das gesamte Energiefeld des Universums wandelt sich ständig und so auch der physische Körper als Teil davon. Durch seine Dichte verändert er sich im Vergleich zu den anderen Energiekörpern relativ langsam. Blutzellen z. B. erneuern sich innerhalb von Stunden bis zu 120 Tagen, Organzellen innerhalb von mehreren Monaten; der gesamte menschliche Körper erneuert sich innerhalb von sieben Jahren auf zellulärer Ebene einmal komplett, ohne dass wir es merken.

Der physische Körper reagiert durch die zwölf Hirnnerven bzw. Sinnesnerven auf die Umwelt und steuert somit im Wesentlichen die körperlichen Prozesse über das autonome Nervensystem bis in die Zelle.

Von einer höheren Warte aus

Mit der Zeugung, der Verbindung von Ei- und Samenzelle, entsteht die erste Zelle, eine Stammzelle, des zukünftigen neuen physischen Körpers. Bereits in der ersten Zelle sind der komplette Bauplan und das Programm für das vorgesehene Wachstum enthalten. Diese

Stammzellen vermehren sich durch Zellteilung. Sind dann einige Milliarden Stammzellen vorhanden, beginnen sich die Zellen zu spezialisieren. Als Erstes entstehen Nervenzellen; es bilden sich Gehirn und Rückenmark, das Zentralnervensystem. Dann folgen weitere Spezialisierungen wie Blutzellen, Bindegewebezellen, Hautzellen, Muskelzellen, Organzellen und dergleichen mehr.

Auf der physischen Ebene stehen die Zellen über das Nervensystem mit unseren Sinnesorganen durch die Fähigkeit zu sehen, zu hören, zu fühlen, zu schmecken und zu riechen mit der dritten Dimension, unserer weltlichen Umgebung, in Verbindung. Die Informationen, die wir aus der dritten Dimension erhalten, werden über das vegetative Nervensystem und die Spinalnerven zu den körperlichen Systemen und Organen weitergeleitet.

Das gesamte Körpersystem reagiert blitzschnell auf Signale aus der Umgebung, um sich anzupassen und das eigene Überleben zu sichern.

Ein Beispiel: Man sieht jemandem zu, der in eine Zitrone beißt. Allein das Sehen dieser Aktion veranlasst das vegetative Nervensystem dazu, den Mund zusammenzuziehen und die Speichelproduktion anzuregen. Auch ein plötzlicher lauter Knall lässt den gesamten physischen Körper über das vegetative Nervensystem sofort reagieren: Man zieht den Kopf ein, spannt die Muskeln an, Botenstoffe wie Adrenalin und Endorphine werden ausgeschüttet, Blutdruck und Herzschlag erhöhen sich.

Funktioniert dieser Regelkreislauf ungestört, kann jede Zelle an jeder Stelle des Körpers ihre Funktion optimal und zum Wohl des gesamten Systems erfüllen. Sind die Zellen und Organe gesund, funktionieren die einzelnen Systemkreisläufe; die Abstimmung über das vegetative Nervensystem ist harmonisch.

Der Körper hat die Fähigkeit, seine Probleme gewissermaßen von einer höheren Warte aus zu betrachten und an der Basis entsprechend zu reagieren. Diese biologische Vorgehensweise machen wir uns auch bei Matrix Inform zunutze.

Der Mentalkörper

Während der physische Körper die größte Dichte hat, ist der Mentalkörper – die Sphäre des denkenden Geistes, der Intelligenz, des Verstands – energetisch schon weiter »aufgelockert« und schwingt feiner. Besonders wichtig ist, dass wir mittels des mentalen Körpers über die Gedanken mit dem morphischen Feld der vierten Dimension verbunden sind.

Auch der feinstoffliche Mentalkörper unterliegt einem ständigen Wandel. Er ist im Wachbewusstsein mit über 30 Hertz besonders aktiv. Er enthält bewusste Gedanken- und Vorstellungskraft und ist

Die Eigenschaften des mentalen Körpers unterscheiden sich grundlegend von denen des physischen Körpers.

Verschiedene Wellentypen

Die Messung der Hirnströme wird in der Schulmedizin z. B. dafür verwendet, krankhafte Prozesse wie etwa Epilepsie, Schlafstörungen, Narkosetiefe, Koma und Hirntod zu untersuchen. Dies geschieht mittels EEG (Elektroenzephalogramm) und wird als Hirnstromkurve registriert. Hier gibt es unterschiedliche Muster, die sich in verschiedenen Wellentypen darstellen:

- **Delta-Wellen: niedrige Frequenz von 1–4 Hz; typisch für den Tiefschlaf, Trance**
- **Alpha-Wellen: 8–13 Hz; Wachzustand, aber noch entspannt bei geschlossenen Augen; Wachtraum, Hypnose**
- **Beta-Wellen: 13–30 Hz; Schlaf und Wachzustand**
- **Gamma-Wellen: >30 Hz; Konzentration, Lernen, Stress, großer Informationsfluss**

Die Abkürzung Hz bedeutet nach dem deutschen Physiker Heinrich Hertz (1857–1894) die Zahl der Schwingungen pro Zeiteinheit: 1 Hz = 1 Schwingung pro Sekunde.

direkt mit dem Großhirn verbunden, dem Speicher aller Erfahrungen und allen erlernten Wissens aus dieser Inkarnation. Man könnte sich auch fragen, ob das morphische Feld nicht eine Art externe Festplatte darstellt, auf die vom Arbeitsrechner nur bei besonderem Bedarf an speziellen Programmen – Erinnerungen – zugegriffen werden kann.

Zur Erinnerung: Das morphische Feld wird von uns als statisch betrachtet und ist Speicherort für alle Daten wie beispielsweise Erlebnisse und dergleichen mehr. Das morphogenetische Feld wird mittels Bewusstsein und Gedankentätigkeit zum dynamischen Feld: Jeder Gedanke ist Schwingung und Energie. Kraft des Gesetzes der Resonanz werden gleich schwingende Gedanken in einem morphischen Feld zum Mitschwingen angeregt und angezogen; sie verdichten sich, und es entsteht ein morphogenetisches Feld für eine Idee, einen Wunsch.

Aus einer Idee wird durch gedankliche Tätigkeit die eigene Realität:

So wie unser Körper zur materiellen Welt gehört, ist der Mentalkörper Teil des morphischen bzw. des morphogenetischen Felds.

Bewusstsein erschafft Realität.

Ein physischer Körper kann ohne einen Mentalkörper leben. Dies lässt sich bei einem Menschen im Wachkoma oder bei Altersdemenz beobachten. Allerdings gibt es in dieser Situation keinen oder nur einen sehr eingeschränkten verstandesorientierten Zugang zu der Person.

Der Mentalkörper ist wie der physische Körper vergänglich und dient uns nur für die Zeit einer Inkarnation. Mit dem Tod löst sich der individuelle mentale Körper auf, alle damit in Verbindung stehenden Gedanken werden von ihm getrennt. Allerdings kann das Feld der Gedanken noch einige Stunden bis wenige Tage im Umkreis des Verstorbenen vorhanden sein.

Emotos Wasserexperimente

In vielen Büchern wird der Einfluss der Gedanken auf den physischen Körper beschrieben. Besonders eindrucksvoll konnte der Japaner Masaru Emoto mit seinem Team beweisen, dass Gedanken und Worte die kristalline Struktur des Wassers beeinflussen. Positive Gedanken ließen wunderschöne Kristalle entstehen, negative Gedanken zerstörten die kristallinen Strukturen.
Der menschliche – physische – Körper besteht zu rund 70 Prozent aus Wasser, inner- und außerhalb der Zellen. Damit lässt sich leicht nachvollziehen, welchen Einfluss Wasser mit seinen kristallinen Eigenschaften auf das energetische Geschehen und die energetischen Kreisläufe hat.

Mit Matrix Inform transformieren wir verdichtete Gedankenenergie und sorgen für höhere lichte Schwingungen; damit klären wir den Mentalkörper. Denken wir positiv, wirkt sich dies unmittelbar auf unsere Ausstrahlung, unsere Energie und den gesamten Energiefluss aus.

Der Emotionalkörper

Der Emotionalkörper gehört zur fühlenden Seele, zur Psyche mit all ihren mehr oder weniger starken Gefühlen und Empfindungen. Er schwingt noch etwas feiner als der Mentalkörper und ist, solange wir uns im Rad der Wiedergeburt befinden, unvergänglich. Der Emotionalkörper stellt unser emotionales Gedächtnis dar und beinhaltet alle Urinstinkte, Ängste und den Überlebenstrieb. Er wurde von der Seele geprägt und ist zugleich der Seelenspeicher, ihr »Aufenthaltsort«. Der Emotionalkörper ist wie der Mentalkörper Teil des persönlichen morphischen Felds, das wir der vierten Dimension zuordnen.
Lachen und Weinen liegen manchmal sehr nah beieinander. Dies bringt zum Ausdruck, dass der emotionale Körper sich sehr schnell verändern kann. Das macht ihn allerdings auch sehr anfällig für

emotionale Einflüsse aus dem Umfeld. Eine der wichtigsten Aufgaben für eine spirituelle Entwicklung besteht darin, den Emotionalkörper zu klären und die belastenden, verdichteten Schwingungen zu transformieren. Denn in Emotionen liegt eine gewaltige Macht, die es zu kontrollieren und zu regulieren gilt.

Zugang zum Emotionalkörper erhalten wir, wenn wir unser Wachbewusstsein – unseren Verstand – kurzzeitig zurücknehmen, ihn ablenken. Deshalb führt der erste Schritt zum Fühlen über eine har-

Gedanken sind Teile des Mentalkörpers, mit ihnen kann man nicht fühlen.

Emotionen und Schwingungen

Emotionen kann man nicht messen wie Gehirnströme; man kann sie lediglich miteinander vergleichen. Meist werden sie verbal umschrieben, mit physiologischen Reaktionen – etwa Hautwiderstand, Herzfrequenz, Blutdruck – korreliert, durch Gesichtsausdrücke interpretiert oder bestimmten Farben zugeordnet:

- **Rot: Feuer, Leidenschaft, Aggressivität, Wut**
- **Blau: Ruhe, Zufriedenheit, Harmonie**
- **Schwarz: Trauer, Tod**
- **Gelb: Freude, Eifersucht**
- **Grün: Hoffnung, Frische, Entspannung**
- **Grau: Depression**
- **Violett: Spiritualität, Intuition**

Der Mensch nimmt die elektromagnetischen Wellen des sichtbaren Lichts als Farben wahr, Tiere haben ein erweitertes Spektrum. Der für uns Menschen sichtbare Bereich erstreckt sich von etwa 400 bis 750 Nanometer Wellenlänge, wobei ein Nanometer der millionste Teil eines Millimeters ist. Wer wütend ist – rotsieht –, schwingt mit 700 Nanometer Wellenlänge. Ein spiritueller Mensch könnte als höher schwingend angesehen werden. Die Frequenzen liegen bei rund 10^{-15} Hertz.

monische Verbindung der rechten und linken Gehirnhälfte und ein Einkehren in die Stille ohne Gedanken. In der Regel, zumindest beim Rechtshänder, ordnen wir der rechten Gehirnhälfte die Gefühlsebene zu, die linke Gehirnhälfte soll Sitz des Verstands sein.

Emotionen können sehr große Energien in Bewegung setzen. Die Kraft der Liebe z. B. kann Feindschaften beenden. Wut oder rasender Zorn hingegen hat eine ungeheure zerstörerische Wirkung.

Emotionen und die DNA

Emotionen nehmen wir sehr stark im Bereich des Solarplexus wahr. Diese Region nennt man umgangssprachlich auch Bauchhirn. Von dort aus gehen rund 90 Prozent der Nervenverbindungen zum Gehirn. Das zeigt deutlich, wie wichtig der emotionale Informationsfluss für unsere Existenz ist und wie stark damit alles beeinflusst werden kann. Selbstverständlich sind nicht alle Informationen aus der Bauchregion emotional bedingt – denken wir nur an die Nahrungsaufnahme. Doch andererseits geht auch Liebe durch den Magen, und Ärger und Wut schlagen auf die Leber.

Gedanken werden durch Emotionen mit Energie geladen und beschleunigen ihre Verwirklichung.

Diese Erkenntnisse haben noch weitere Konsequenzen, wenn man sich vor Augen führt, dass jede Körperzelle einen DNA-Strang enthält. Die DNA ist ein riesiger Informationsspeicher und beinhaltet all unsere Potenziale und Fähigkeiten für die Existenz auf diesem Planeten. Beispielsweise werden die dort gespeicherten Selbstheilungsprogramme im Fall einer Infektion, Verletzung oder sonstigen körperlichen Beeinträchtigung aktiviert.

Ferner wirken Emotionen direkt auf die DNA. Herrschen Emotionen wie Depression, Wut, Trauer, also niedrig schwingende Emotionen vor, verdichtet sich die DNA. Anders ausgedrückt: Sie zieht sich zusammen. Stehen dagegen positive Emotionen wie Begeisterung,

Dankbarkeit oder Wertschätzung im Vordergrund, dehnt sich die DNA aus.

Praktisch bedeutet dies, dass eine z. B. durch Wut, Angst oder Stress verdichtete DNA die Selbstheilung einschränkt und ein gedehnter, räumlich erweiterter DNA-Strang den Zugriff auf die Potenziale besser zulässt:

- Steht jemand unter emotionalem Stress und hat z. B. Angst vor einer Prüfung, kann er das gespeicherte Wissen während der Prüfung möglicherweise nur bedingt oder überhaupt nicht abrufen.
- Eine Infektion dauert bei Angst oder Stress wesentlich länger, bis sie ausgeheilt ist. Speziell angelegte wissenschaftliche Untersuchungen auf dem Gebiet der Psychoneuroimmunologie haben dies auch bereits bewiesen.
- Gut gelaunte Menschen sind leistungsfähiger, seltener krank, motivierter und haben eine höhere Lebenserwartung.

Den Emotionalkörper zu klären und in seiner Gesamtschwingung anzuheben, ist mit Matrix Inform möglich. Phobien aus früheren Inkarnationen lassen sich ebenso transformieren wie in diesem Leben erfahrene emotionale Traumata.

Der Emotionalkörper und seine Wirkung im Rahmen der körperlichen Hierarchie beeinflusst die DNA direkt – und damit auch unser gesamtes Leben.

Der spirituelle Körper

Der spirituelle Körper ist der am höchsten schwingende Energiekörper. Religionen sprechen in diesem Zusammenhang von der unsterblichen oder göttlichen Seele. Er beinhaltet unser Höheres – spirituelles – Selbst. Über ihn haben wir Zugang und Verbindung zu hohen Bewusstseinsebenen. Ohne Begrenzungen von Raum und Zeit ist er allgegenwärtig; durch den spirituellen Körper sind wir mit dem kollektiven Bewusstsein verbunden.

Im spirituellen Körper befinden sich die Prägungen all unserer Existenzen mit all unseren Erfahrungen; über ihn drücken wir unsere Einzigartigkeit aus und sind mit dem universellen, allumfassenden und unvergänglichen Geist verbunden.
Der spirituelle Körper ist der Ort unseres Bewusstseins, das aus der fünften Dimension und höher, also aus der 5D+, kommt. Frei jeder Polarität ist er der Sitz für die bedingungslose Liebe, die sich auf alle Wesen und die gesamte Existenz gleichermaßen richtet.

Alles Leben schwingt

Wer Matrix Inform praktiziert, verbindet sich beim Auslösen einer »Welle« direkt mit seinem Höheren Bewusstsein (5D+). Dadurch fließt die hohe Energie des reinen Bewusstseins auf die untergeordneten Energiekörper und transformiert verdichtete, hinderliche und blockierende Energien. Ohne Schwingungen gibt es kein Leben, und jede Materie besteht wie bereits erwähnt zu 99,99999 Prozent aus NICHTS, also letztlich nur aus Energie und Information.
Übertragen wir diese Aussagen auf die menschliche Existenz, so nehmen wir bewusst ausschließlich den physischen Körper, den materiellen Körper wahr, obwohl wir darüber hinaus noch weitere drei Energiekörper besitzen. Diese Energiekörper reichen weit über den physischen Körper hinaus und sind teilweise als farbige Aura wahrnehmbar; sie verbinden uns energetisch mit unserer sichtbaren und unsichtbaren Welt.
Sie sind interaktiv mit allen anderen Energiefeldern verbunden und tauschen sich energetisch aus. Jeder Energiekörper hat eine eigene Form und Konsistenz. Zwar bilden die vier Körper für eine Inkarnation eine Einheit mit wechselseitigem Einfluss, doch bleiben sie voneinander getrennt, d. h., sie vermischen sich nicht.

Mit zunehmender Klärung der Energiekörper und mit der Anhebung der Schwingungen findet ein immer schnellerer und besserer Kontakt mit dem Höheren Selbst statt. Der energetische Einfluss auf uns und unsere Umwelt steigt kontinuierlich.

In dem Schaubild unten sind die vier Energiekörper in jeweils einem Quadranten angeordnet. Dadurch lassen sich die Wechselwirkungen leichter erklären. Der physische und der Mentalkörper sind vergänglich, sie dienen ausschließlich dieser einen Inkarnation und sind deshalb auf der oberen Ebene angeordnet. Sie entsprechen dem Wachbewusstsein und der Realität.
Der Emotionalkörper und der spirituelle Körper sind unvergänglich und bleiben bestehen, solange wir uns im Rad der irdischen Wiedergeburt befinden. Sie sind in dieser Darstellung auf der unteren Ebene positioniert und können auch dem Unterbewusstsein zugeordnet werden.

Physischer Körper	Mentalkörper
Emotionalkörper	Spiritueller Körper

Alle vier Energiekörper haben eine unterschiedliche Konsistenz. Dadurch verschmelzen sie nicht. Interaktiv wirken sie gegenseitig.

Im Idealfall sind alle Körper richtig entwickelt und in Harmonie. Wenn nun die Entwicklung der vier Energiekörper einseitig ausgeprägt ist, entstehen Defizite bei den anderen Energiekörpern. Denn unsere Körper sind auf ein harmonisches Miteinander ausgelegt.
Der Emotional- und der Mentalkörper stehen sich in unserem Schaubild diagonal gegenüber. Sie sind deshalb am weitesten voneinander entfernt. Wenn z. B. jemand sehr stark mental ausgeprägt ist, kommen die Gefühle deutlich weniger zum Ausdruck. Umgekehrt kann jemand wenig klare Gedanken fassen, wenn Wut, Trauer oder Depression vorherrschen.

Bedeutung für die Evolution

Wer sich auf unser Modell von Matrix Inform einlässt, kommt mit drei unterschiedlichen Arten von Physik in Kontakt:

- Die altbekannte Newtonsche Physik mit ihren Naturgesetzen gilt für uns Menschen weiterhin uneingeschränkt auf der Ebene der 3D, der dritten Dimension.
- Die Quantenphysik bringt subatomare Teilchen und Wellen ins Spiel.
- Die Metaphysik ergibt sich aus der Quantenphysik. Denn bei Letzterer haben Forscher immer wieder die Erfahrung gemacht, dass mit ihr die Forschung endet und der Bereich des Spekulativen beginnt. Man könnte auch von Spiritualität oder der Annäherung an Gott sprechen. Das Wort »Metaphysik« stammt aus dem Griechischen und bedeutet »hinter« oder »jenseits der natürlichen Beschaffenheit«; mit ihr befinden wir uns im Bereich der Philosophie; sie stellt die zentralen Fragen des Menschseins, etwa was den Menschen zum Menschen macht oder ob es einen Gott gibt.

Wenn alle vier Energiekörper harmonisch ausgebildet und entwickelt sind, sind wir in unserer Mitte. Wir sind körperlich leistungsfähig, können unser Wissen direkt abrufen, sind emotional belastbar und stehen in einer guten Verbindung zu unserem Höheren Selbst.

Bei der Frage nach dem Menschsein stellt sich auch die Frage nach der Evolution, die für Matrix Inform und die Formulierung unserer Absichten ebenfalls eine große Bedeutung hat. Später in diesem Buch finden Sie öfter den Satz: »Zum Wohle und Nutzen aller Menschen«. Erst vor dem Hintergrund der Evolution wird dieser Satz ganz verständlich.

Warum sind wir hier?

Dies ist zweifelsohne die Frage aller Fragen; wahrscheinlich sucht der Mensch schon so lange eine Antwort darauf, wie er über sein Kommen, die Geburt, und sein Gehen, den Tod, nachdenkt. Eine Antwort auf die Frage nach dem Sinn des Lebens versuchen alle Religionen zu geben; damit sollten wir beim Thema »Evolution« neben der Evolution des menschlichen Organismus auch an die spirituelle Evolution denken – biologische Evolution neben spiralförmiger Evolution des menschlichen Bewusstseins.

Die Frage nach dem Warum muss jeder Mensch für sich selbst beantworten. Dennoch gehen wir grundsätzlich davon aus, dass der Mensch im Laufe einer Inkarnation – einer »Fleischwerdung« – u. a. lernen soll, seine Kräfte zu beherrschen und sie nicht rein egoistisch, sondern zum Guten zu nutzen.

Das Bewusstsein mit Sitz in 5D+ wirkt auf die Quanten ein, bringt diese in Schwingung. Alles, was mit diesen Schwingungen in Resonanz geht, wird angezogen und verdichtet. Es entsteht Realität in der dritten Dimension.

Im Rahmen seiner spirituellen Evolution soll der Mensch beispielsweise lernen und verstehen, dass es nicht nur auf ihn als Einzelperson im irdischen Leben ankommt. Wie schon zu Urzeiten existiert er am besten und sichersten nicht als Einzelwesen, sondern in der Gruppe. Die Gruppe ist für ihn da und er ist für die Gruppe da; er kann sich mit seinen Fähigkeiten einbringen und für das Wohl der Gruppe sorgen.

Das Ego hat in bestimmten Bereichen seine Berechtigung und sollte nicht ganz vergessen werden, doch gibt es auch etwas, das darüber hinausgeht und bei aller Individualität nicht vergessen werden darf.

Gehen wir davon aus, dass es das ureigenste Ziel unseres menschlichen Daseins ist, Gottes Ebenbild zu werden, Gott in der dritten Dimension zu erleben, so haben wir Menschen uns mit diesem Auftrag inkarniert. Schon in der Bibel steht: Gott ist in dir. Haben wir dieses Ziel im Laufe der aktuellen Inkarnation nicht erreicht, steht uns für weitere Lektionen die nächste Inkarnation wie eine neue Abenteuerreise zur Verfügung. Damit sind Leben und Tod sowie Wiedergeburt logische und aufeinanderfolgende Abschnitte einer Seelenentwicklung.

Physikalisch ausgedrückt bedeutet dies: Unsere Seele, unsere Erfahrungen und Gedanken sind Energien, die gemäß dem physikalischen Energieerhaltungssatz auch nicht verloren gehen, wenn der irdische Körper aufgehört hat zu existieren.

Das kollektive Bewusstsein

Ein Mensch, der seine Fähigkeiten trainiert und weiterentwickelt, wird irgendwann die nötige Kraft aufbringen, große Erfolge zu erringen. Wenn alle vier Energiekörper eines Menschen im Einklang sind (4 = 1), lassen sich Höchstleistungen vollbringen. Mit körperlicher Präsenz können präzise und klare Gedanken gefasst werden, gleichzeitig ist man emotional belastbar und hat eine Anbindung an sein Höheres Selbst. Dieses leistet das individuelle Bewusstsein. Da ein Mensch aber auch zumindest mittelbar durch die Gesellschaft beeinflusst wird, formen Gesellschaft und Umwelt unser Leben ebenfalls. Wir Menschen kommunizieren nicht nur miteinander, wir treten über unsere Felder miteinander in Resonanz und schaffen neue Realitäten. Das bedeutet mit anderen Worten: In welcher Art und Weise wir in der Gesellschaft wirken und diese damit wiederum beeinflussen, kommt auf anderen Wegen wieder zu uns zurück. Das lehren uns das Gesetz der Resonanz und das Gesetz der Anziehung. Aus diesem Grund sollte es uns wichtig sein, auf die beste Weise in der Gesellschaft zu wirken, zu helfen und die Gesellschaft und die Welt möglichst positiv zu beeinflussen – eben zum Wohle aller.

»Liebe deinen Nächsten wie dich selbst« ist die passendste Zusammenfassung dieser Idee. Aber auch hier gilt es zu beachten: Ohne Selbstliebe kann keine Nächstenliebe praktiziert werden.

Diese Grundsätze, Gedanken und Erfahrungen sind ebenfalls im morphischen Feld gespeichert, eventuell in der Datei »Kollektives Bewusstsein«. Die Informationen sind für alle nachfolgenden Generationen jederzeit abrufbar.

Das morphische Feld hat keinen moralischen Filter; es entscheidet nicht über Gut und Böse, es speichert nur. Dementsprechend werden auch negative Informationen gespeichert, die für das Kollektiv nicht förderlich wären. Deshalb ist es wichtig, die negativ polarisierten Felder durch eine schrittweise Transformation zu neutralisieren, um ihnen die Kraft zu nehmen und wieder für eine evolutionäre Aufwärtsspirale zu sorgen.

Mit Matrix Inform kann man auch das kollektive Bewusstsein, die gemeinsamen Glaubensvorstellungen und Gefühle in unserer Gesellschaft, kraftvoll positiv beeinflussen.

Bewusstsein in der 5D+

Bislang haben wir immer die Form des Bewusstseins betrachtet, die uns aus der dritten Dimension unserer Realität heraus mit den anderen Dimensionen verbindet, um unser Leben als Mensch bewusst erlebbar zu machen, also das individuelle Bewusstsein zu schulen. Die dritte Dimension ist von der vierten Dimension umgeben und durchdrungen, beispielsweise von Gedanken und Gefühlen. Darüber hinaus gibt es das individuelle oder auch kollektive Bewusstsein aus der fünften oder noch höheren Dimensionen.

Mikrokosmos und Makrokosmos – alles ist miteinander verwoben

Der Mensch verkörpert die gesamte Menschheit gewissermaßen als Miniaturausgabe in sich. Alles ist in allem enthalten; der Mensch ist das Samenkorn, das sich in der Gesellschaft entwickelt, die den Boden dafür bereitet. Jeder Mensch ist also auch Gesellschaft und beeinflusst durch sich selbst deren Wachstum – positiv wie negativ. Mit Matrix Inform können Sie sich entsprechend positionieren. Alles hat Konsequenzen für Ihr Leben, zu dessen Schöpfer Sie sich nur erklären müssen.

Mittels dieses Bewusstseins verbinden wir uns mit den höheren Dimensionen, um in Kontakt mit der höchsten Form des Bewusstseins zu kommen, die wir als göttliches Bewusstsein bezeichnen, das unsere Urmatrix geschaffen hat.

Dieses höchste Bewusstsein sprechen Sie dann an, wenn Sie im Rahmen einer Matrix-Inform-Anwendung ein Thema formulieren, die Absicht konkretisieren und die »Welle« laufen lassen. Dadurch werden Sie zum Schöpfer der eigenen inneren und äußeren Umstände und beeinflussen das zukünftige Geschehen aus der Gegenwart heraus. Wir gehen davon aus, dass die Urmatrix in aller Konsequenz »gut« ist.

Je mehr wir mit anderen passenden Themen im morphischen Feld in Resonanz gehen, desto schneller und erfolgreicher kann sich die Idee durch Verdichtung in der Realität materialisieren.

Die kollektive Absicht vor der »Welle«

Wie Sie im praktischen Teil dieses Buchs (siehe S. 113ff.) noch sehen werden, sollen Probleme – oder, wie wir sagen: Themen – gedanklich oder auch verbal vom Klienten formuliert werden. Durch unsere Absicht und die Verbindung unseres Bewusstseins mit der höchsten Bewusstseinsform ohne strikte Vorgaben eines Weges zur Erreichung des Ziels soll die Transformation eingeleitet werden. Gott – oder wie auch immer Sie diese höchste Bewusstseins- und Intelligenzform nennen möchten – geht möglicherweise auch Umwege, wodurch das Ziel eventuell auch erst etwas später erreicht wird.

Dabei gibt es »kleine« Themen wie z. B. den Schmerz in der linken Schulter, aber auch »große« Themen wie etwa das Ziel, Harmonie in den eigenen Lebensplan zu bringen. Wenn wir also mit einem Thema einen Bereich ansprechen, der für das Kollektiv Mensch ebenfalls von Interesse ist, finden wir auch mehr Reaktions- und Resonanzpotenzial im morphischen Feld. Stellen wir uns ferner vor, dass derartige Resonanzbereiche nun selbst wieder ein Aktivierungspotenzial für andere Bereiche haben und mit diesen in Resonanz gehen, schaffen wir durch den Zusatz »Zum Nutzen und zum Wohle aller Menschen« ein wesentlich höheres Vervielfältigungspotenzial als bei einem relativ egoistischen Wunsch.

Sind Ihre Absichten auf das Wohl möglichst vieler Menschen ausgerichtet, haben sie die Tendenz, sich deutlich schneller zu verwirklichen. Das soll aber nicht bedeuten, dass Sie in jedem Fall auf ureigenste Interessen verzichten müssen und Matrix Inform nur dann wirkt, wenn die Absicht altruistisch motiviert ist.

Vernetzung der Körpersysteme

Das Leben ist ein Kreislauf mit permanenten Rückkoppelungen. Zum besseren Verständnis der Zusammenhänge haben wir das folgende Schaubild (siehe S. 93) für Sie zusammengestellt.

- An erster Stelle der Hierarchie steht das Bewusstsein. Und wie Sie bereits erfahren haben, wirkt das Bewusstsein aus der 5D+ auf das Feld der Quanten und Photonen in der vierten Dimension. Im Schaubild finden Sie das an der untersten, zwölften Position.
- Der spirituelle Körper stellt in Verbindung mit dem Bewusstsein die feinste Einheit dar. Haben wir einen ungestörten Anschluss an unser Höheres Selbst, können wir unseren schöpferischen Auftrag erfüllen. Es ist deshalb besonders wichtig, diesen Zugang so weit wie möglich zu öffnen, denn Bewusstsein wirkt auf der Quantenebene und erschafft unsere Realität.
- Über das Sonnengeflecht, den Solarplexus, haben wir eine Verbindung zu unserem emotionalen Körper, der in seiner Grundschwingung etwas langsamer schwingt als der spirituelle Körper. Er steht in der Hierarchie an zweiter Stelle und bildet das Tor zur Seele und zum Seelenspeicher.
- Die dort gespeicherten oder die aktuell erlebten Emotionen beeinflussen direkt die DNA (siehe elfte Stelle): Entweder verdichtet sich die DNA und die Potenziale sind nicht optimal nutzbar, oder sie dehnt sich aus und wir haben uneingeschränkten Zugriff.

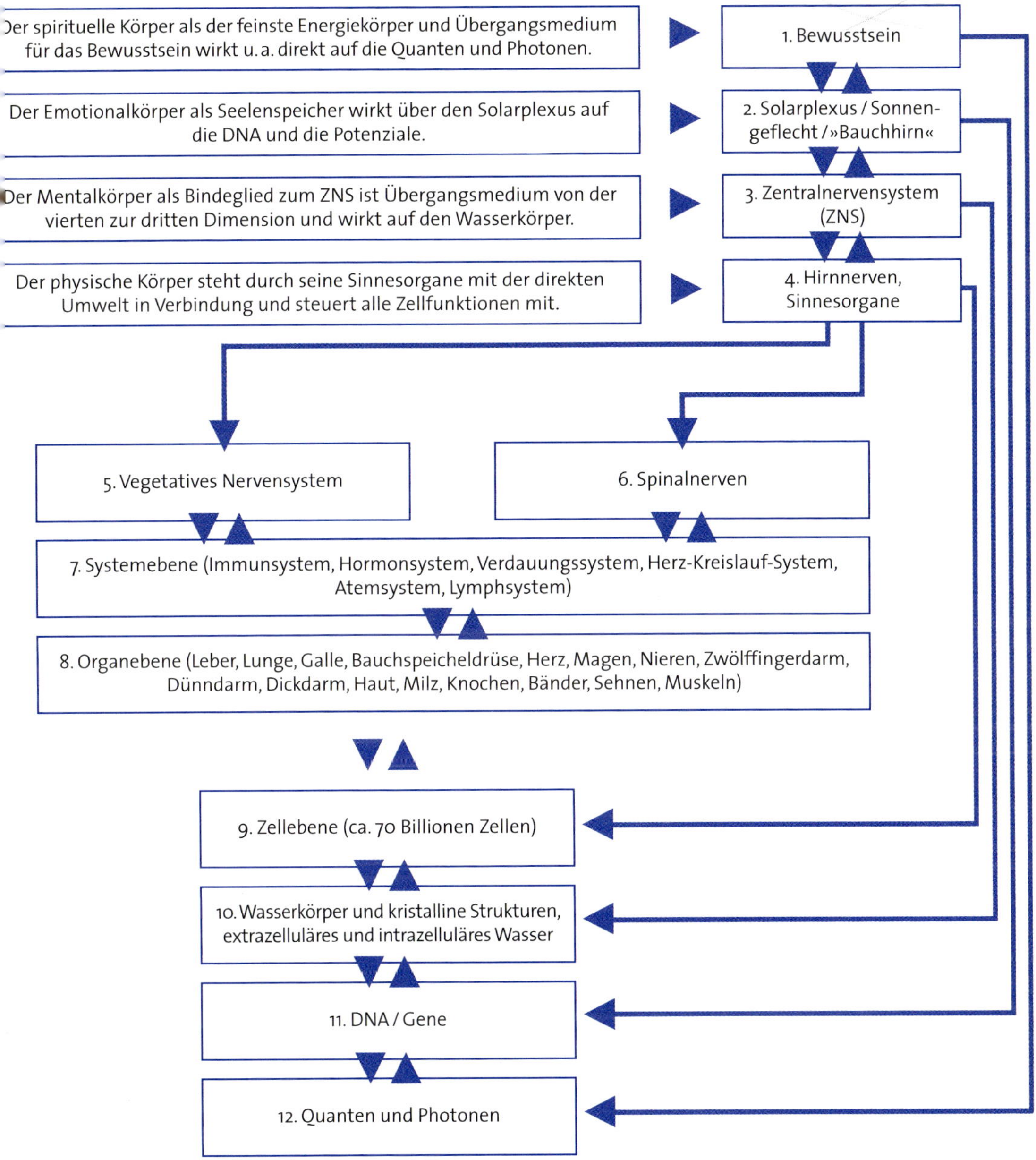
Der spirituelle Körper als der feinste Energiekörper und Übergangsmedium für das Bewusstsein wirkt u. a. direkt auf die Quanten und Photonen.
1. Bewusstsein
Der Emotionalkörper als Seelenspeicher wirkt über den Solarplexus auf die DNA und die Potenziale.
2. Solarplexus / Sonnengeflecht / »Bauchhirn«
Der Mentalkörper als Bindeglied zum ZNS ist Übergangsmedium von der vierten zur dritten Dimension und wirkt auf den Wasserkörper.
3. Zentralnervensystem (ZNS)
Der physische Körper steht durch seine Sinnesorgane mit der direkten Umwelt in Verbindung und steuert alle Zellfunktionen mit.
4. Hirnnerven, Sinnesorgane
5. Vegetatives Nervensystem
6. Spinalnerven
7. Systemebene (Immunsystem, Hormonsystem, Verdauungssystem, Herz-Kreislauf-System, Atemsystem, Lymphsystem)
8. Organebene (Leber, Lunge, Galle, Bauchspeicheldrüse, Herz, Magen, Nieren, Zwölffingerdarm, Dünndarm, Dickdarm, Haut, Milz, Knochen, Bänder, Sehnen, Muskeln)
9. Zellebene (ca. 70 Billionen Zellen)
10. Wasserkörper und kristalline Strukturen, extrazelluläres und intrazelluläres Wasser
11. DNA / Gene
12. Quanten und Photonen

- Das Zentralnervensystem, besonders das Großhirn als Sitz des Wachbewusstseins und des Verstands, steht an dritter Position. Es bildet die Verbindung zum Mentalkörper. Gedankenschwingungen sind bereits so verdichtet, dass man sie förmlich greifen kann.
- In jeder Zelle und um jede Zelle herum befindet sich Wasser; somit steht der Wasserkörper in der Hierarchie an zehnter Position.
- Im Gehirn entstehen Gedanken, dort werden sie empfangen und verarbeitet. Es ist die Schnittstelle zwischen der dritten und vierten Dimension. Das Großhirn – noch Materie, also dritte Dimension – verarbeitet Gedanken – also vierte Dimension – und keine Materie mehr. Die Gedanken wirken direkt auf den Wasserkörper und beeinflussen die kristallinen Strukturen.

So, wie im Kleinen alles mit allem verbunden ist, ist es auch im Großen. Jeder ist mit jedem verbunden.

- Die Hirnnerven an vierter Stelle dienen den Sinnesorganen als Verbindungselemente; sie übermitteln die Informationen der Sinnesorgane und steuern den physischen Körper. Sie gehören zur dritten Dimension und sind somit Realität. Über die Wahrnehmung der Sinnesorgane findet eine Rückkoppelung auf physischer Ebene bis in jede Zelle – in der Hierarchie an der neunten Position – statt.
- Die Sinnesorgane haben ihren Ursprung im verlängerten Rückenmark, das Teil des zentralen Nervensystems ist. Durch sie stehen wir in direktem Kontakt zu unserer Welt der dritten Dimension. Sinnliche Wahrnehmungen beeinflussen unser Wohlbefinden, da sie direkt mit dem vegetativen Nervensystem in Kontakt stehen und unmittelbar auf alle Körperfunktionen und Zellen einwirken.

Ereignisse transformieren

Alles ist im Hier und Jetzt

Um mit Matrix Inform korrekt, zielgerichtet und erfolgreich arbeiten zu können, ist es erforderlich, sich über die Bedeutung der Aussage »Ich bin im Hier und Jetzt« klar zu sein.

Ob Sie früher einmal eine Wanderung gemacht haben und dabei eine Wanderkarte benutzten, um an Ihr Ziel zu gelangen, oder heute – moderner – mit mobilem GPS oder Navigationsgerät unterwegs sind: Entscheidend für die Berechnung des Weges und der Ankunftszeit ist die Eingabe des Ziels. Den Standort bestimmen dann mithilfe modernste Technik mehrere Satelliten.

Doch mit welcher Technik auch immer Sie heute arbeiten: Sie wollen wissen, wann Sie Ihr Ziel vom gegenwärtigen Standpunkt aus erreicht haben und welchen Weg Sie dafür zurücklegen müssen:

- Wo befinde ich mich aktuell topografisch, wo ist mein »Hier«?
- Wo genau befinde ich mich zum gegenwärtigen Zeitpunkt, wo ist mein »Jetzt«?

Sie wollen also nicht wissen, wo Sie sich vor zwei Wochen befunden haben, und Sie wollen auch nicht wissen, wo Sie sich in zwei Stunden möglicherweise befinden könnten. Das eine ist Vergangenheit und aktuell nicht mehr von Bedeutung, das andere ist Zukunft und noch nicht zu überblicken – wohl aber beispielsweise dadurch zu gestalten, dass Sie sich Ihrem Ziel schnell oder langsam, zu Fuß oder

Die Vergangenheit ist der Speicher, die Zukunft ist die Erwartung, die Gegenwart ist das Bewusstsein. Sie können Ihre Realität nur im Hier und Jetzt beeinflussen.

mit dem Auto nähern. Wenn Sie in eine unvorhergesehene Situation geraten, sehen Sie sich etwas Neuem gegenüber und müssen sich neu positionieren und ausrichten. Genau diesen Aspekt müssen Sie auch beachten, wenn Sie mit Matrix Inform arbeiten.

In einer selbst erschaffenen Wirklichkeit

Sie befinden sich an einem Ort, in einer Situation, den oder die es gegenwärtig zu analysieren und zu akzeptieren gilt. Sie befinden sich im Moment in der dritten Dimension und nicht in einer Parallelwelt, auf einer Zeitreise in die Vergangenheit. Sie befinden sich auch nicht auf einer Zeitreise in die Zukunft, die Sie aus der gegenwärtigen Situation heraus für sich neu gestalten möchten. Sie befinden sich in einer Wirklichkeit, die Sie durch Ihre Handlungen selbst erschaffen haben und möglicherweise für die Zukunft verändern möchten. Zunächst müssen Sie Folgendes verstehen:

- Sie leben in der Gegenwart.
- Diesen Zustand müssen Sie akzeptieren.
- Sie können die Zukunft nur aus der Gegenwart heraus gestalten.
- Sie können die Vergangenheit nur dahingehend überprüfen, was Sie in diese Situation gebracht hat, ohne zu räsonieren oder einer anderen Person die Schuld dafür zu geben.

Selbst der physische Körper als Ausdruck von Energie hat angelegte Speicher und unterliegt ständigen Einflüssen, die ihn verändern.

Für das Arbeiten mit Matrix Inform bedeutet dies, sich so zu akzeptieren, wie man zu diesem Zeitpunkt ist, um seine Zukunft dann bewusst zu gestalten. Welche Module, d. h. speziellen Arbeitstechniken im Rahmen einer Matrix-Inform-Anwendung zu Hilfe genommen werden können, um Belastendes zu transformieren, erfahren Sie im praktischen Teil dieses Buchs (siehe S. 113ff.).

Der Schlüssel zum bewussten Leben

Aus der Quantenphysik wissen wir, dass in einem Teilchen Vergangenheit, Gegenwart und Zukunft enthalten sind. Damit streifen wir auch den Aspekt der Zeit. Albert Einstein bezeichnete die Zeit als eine sich sehr hartnäckig haltende Illusion.

Eine altbekannte Tatsache ist, dass sich Probleme immer leichter lösen lassen, wenn man sie mit Abstand, gewissermaßen von einer höheren Warte aus betrachtet und angeht.

Prinzipiell können wir folgende Aussagen treffen:

- Die Vergangenheit ist der Datenspeicher.
- Die Zukunft ist unsere Erwartung.
- Die Gegenwart ist unser Bewusstsein.

Anhand der Energiekörper wurde bereits erläutert, dass der spirituelle und der Emotionalkörper Informationen und Schwingungen aus früheren Inkarnationen und der Mentalkörper in dieser Inkarnation angelegte Programme und Informationen enthalten. Die Energiekörper haben eine unterschiedliche Konsistenz; ihre Eigenschwingungen können nur innerhalb dieser Grenzen wirken. Sie gehören zwar zusammen und bilden eine Einheit, doch vermischen sich die gespeicherten Informationen nicht.

Allerdings können feinere, hohere Schwingungen dafür sorgen, dass verdichtete, niedrigere Schwingungen verändert werden: Je höher die Schwingung, desto größer ist der Einfluss auf die Realität. Auf der Körperebene wirken diese Schwingungen von oben nach unten durch die Schichten hindurch.

Auf unser Modell von Matrix Inform übertragen bedeutet das, dass sich körperliche Probleme leichter von der mentalen Ebene, mentale Probleme leichter über die emotionale Ebene und emotionale Probleme leichter von der spirituellen Bewusstseinsebene aus lösen lassen.

Über den Mentalkörper hinaus

Wenden wir Matrix Inform an, steht die Anbindung an das Bewusstsein, an die 5D+ im Vordergrund. Ohne diese Anbindung lässt sich keine »Welle« auslösen. Wer jedoch im mentalen Körper verhaftet bleibt, hat keine Anbindung und kann keine »Welle« auslösen. Insbesondere hochintelligente Menschen mit großem Wissen, Menschen, die alles von der kognitiven Ebene aus lösen wollen, werden mit Matrix Inform erfahrungsgemäß keinen Erfolg haben, weil sie gedanklich über den Mentalkörper nicht hinausgelangen.

Allein durch diesen Ansatz lässt sich erkennen, dass Probleme und Themen auf allen Ebenen bzw. in allen Energiekörpern lösbar sind. Alles ist im Hier und Jetzt – jeder Gedanke, jede Überzeugung, jede Erfahrung, jede Emotion. Alles ist Energie und Information, die in verschiedenen Energiekörpern gespeichert sind. Sie umgeben den Menschen, sind also dauerhaft präsent, solange ein Mensch lebt, und haben als Information auch über den Tod hinaus Bestand.

Begleiterscheinungen von Traumata und Konflikten werden unbewusst mit abgespeichert.

Die Bedeutung von Traumata und Konflikten

Ein Sturz, ein Unfall, der Verlust eines geliebten Menschen, eine Trennung, eine Ehescheidung oder eine schwere Krankheit – all dies können traumatisierende Erlebnisse sein, die sich nachhaltig auf das Leben auswirken. Ebenso können ungelöste Konflikte mit sich selbst, mit nahen Verwandten oder auch mit einer weniger nahestehenden Person energetische Verdichtungen bilden und den Energiefluss blockieren.

Jedes Trauma und jeder Konflikt besitzt eine eindeutige Zuordnung, doch gleichzeitig gibt es in deren Umfeld eine Vielzahl von Begleiterscheinungen, die unbewusst mit abgespeichert werden. So kann es vorkommen, dass ein Trauma gelöst wurde, jedoch nicht die damit verbundenen Begleiterscheinungen. Diese Begleiterscheinungen bilden ebenfalls ein Resonanzpotenzial. Werden sie gewissermaßen nebenbei angetriggert, können die alten traumatischen Erlebnisse und Konfliktsituationen wieder aktiviert werden.

Denken Sie als Beispiel an die erste große Liebe. Sie hatten eine Lieblingsmelodie und sagten jedes Mal, wenn sie erklang: »Hör mal, unser Lied.« Ein besonderes Musikstück hat sich tief im Unterbewusstsein verankert. Selbst wenn Sie mit dieser großen Liebe schon lange keine Beziehung mehr haben, werden beim zufälligen Hören der Melodie alten Erinnerungen geweckt – und damit auch das psychisch eventuell traumatisierende Erlebnis der Trennung.

Ein anderes Beispiel: Ein Mann hatte in jungen Jahren einen Autounfall. Als er ordnungsgemäß vor einer roten Ampel stand, sah er im Rückspiegel einen Lkw mit gleichbleibender Geschwindigkeit auf sich zufahren, es kam zum Auffahrunfall. Obwohl er keine Verletzungen aufgrund des heftigen Aufpralls davontrug, wurde das traumatische Erlebnis für viele Jahre ein begleitendes Problem. Immer, wenn er während einer Autofahrt einen Lkw im Rückspiegel sah, hielt er entweder am Straßenrand an und ließ den Lkw vorbeifahren oder bog bei der nächsten Gelegenheit ab. Immer wenn er vor einer roten Ampel stand, galt sein Blick mehr dem rückwärtigen Verkehr als der Ampel.

Mit Matrix Inform können Sie kraft Ihres Bewusstseins die hohen lichtvollen Schwingungen aus der 5D+ auf diese gespeicherten traumatischen Erlebnisse und alle damit verbundenen Begleitumstände lenken und diese damit transformieren.

Jedes Ereignis wird wie auf einer Festplatte gespeichert. Mit der richtigen Vorgehensweise lassen sich alle Erlebnisse transformieren. Als Erfahrung bleiben sie zwar vorhanden, doch die nachteiligen Einflüsse verlieren ihre Wirkung.

Dazu bewegen Sie sich wie auf einem Zeitpfeil an die Stelle in Ihrer Datenbank, an der das traumatische Erlebnis gespeichert ist, und transformieren dort die verdichteten Energien. Wie das im Einzelnen zu praktizieren ist, veranschaulichen wir im Praxisteil dieses Buchs (siehe S. 113ff.). Mit Matrix Inform unternehmen Sie gewissermaßen eine Zeitreise.

Zeitreisen bringen Sie energetisch an die Ursache eines Problems. Sie müssen dafür nicht wissen, was der oder die Auslöser waren, und Sie müssen diese auch nicht mit dem Verstand aufarbeiten.

Trauma in der Kindheit

Heinrich, ein 52-jähriger Arbeiter, hat seit etwa 20 Jahren massive Schlafstörungen. Alle Ansätze und Versuche, eine Änderung herbeizuführen, blieben ohne Erfolg. Starke Schlaftabletten waren seine einzige Hilfe – allerdings mit dem Nachteil, dass er dann den ganzen Vormittag brauchte, um wieder einigermaßen klar denken zu können. Bei einer Zeitreise zum Ursprung des Problems – damals war Heinrich elf Jahre alt – reagierte er mit einem sofortigen heftigen Weinen, das mehrere Minuten anhielt. Obwohl er versuchte, gegen seine Emotionen zu kämpfen und das Weinen zu unterdrücken, durfte dieser Prozess nicht unterbrochen werden. Das gilt übrigens grundsätzlich für alle mit Matrix Inform angestoßenen emotionalen Prozesse: Brechen Sie sie nicht ab, sondern lassen Sie sie auslaufen. So hatte sich Heinrich auch einige Minuten später selbst wieder beruhigt und erzählte, dass er als Kind ein Bettnässer war und im Alter von elf Jahren zum ersten Mal für mehrere Nächte außer Haus bei nahen Verwandten schlafen sollte. Die Verwandten durften allerdings nichts von seinem Problem wissen.

Demzufolge brachte ihn dies in eine schwere Konfliktsituation: Die Angst davor, auch bei seinen Verwandten in das Bett zu nässen, veranlasste ihn, sich die ganze Nacht lang krampfhaft wach zu halten. Daraus entwickelten sich seine schweren Schlafprobleme. Bis dato hatte er nie gern auswärts übernachtet und sich als Ausweg ein Wohnmobil gekauft, um immer in seinem Bett nächtigen zu können. Durch diese einmalige Zeitreise wurde sein Schlafproblem dauerhaft verbessert.

Ereignisse in der pränatalen Phase

Helmut, ein 35-jähriger selbstständiger Handwerksmeister, hatte große Angst vor Krankheiten. Diese Angst behinderte ihn immer wieder in seiner Entwicklung. Manche wichtigen und großen Aufträge nahm er nur deshalb nicht an, weil er Angst hatte, durch eine Krankheit nicht termingerecht fertig zu werden.
Durch eine Zeitreise wurde das Problem im zweiten Monat, in dem seine Mutter mit ihm schwanger gewesen war, lokalisiert – dann nämlich war sein älterer Bruder im Alter von 18 Monaten plötzlich verstorben.
Seine Mutter hatte im zweiten Monat erfahren, dass sie wieder schwanger war, und furchtbare Angst davor gehabt, dass das ungeborene Kind ebenfalls krank werden und sterben könnte. Dieses massive Angstgefühl hat sich auf das Ungeborene übertragen und als Trauma im emotionalen Körper des Fötus einprogrammiert.

Ein Vorteil – sowohl für den Matrix-Inform-Anwender als auch für den Klienten – besteht darin, dass das ursächliche Ereignis nicht bekannt sein muss, um auf energetischer Ebene transformiert werden zu können.

Ein harmonischer Energiefluss entsteht

In vielen Fällen von Zeitreisen entsteht eine sofortige Reaktion, wenn das zugrunde liegende Ereignis transformiert wird. Aufsteigende Emotionen und / oder Bilder zeigen der Person spontan die Ursache – auch wenn das nicht erforderlich ist, um eine Transformation zu erreichen. Es kann ebenso gut sein, dass das eigentliche Geschehnis nicht ins Bewusstsein steigt und trotzdem gelöst wird.

Wurde das Ereignis kraft des Bewusstseins transformiert, hat es keine Wirkung mehr. Das bedeutet nicht, dass z. B. bekannte Erlebnisse wie Unfälle, eine Vergewaltigung, Missbrauch oder andere Traumata aus dem Gedächtnis, dem Mentalkörper, gelöscht wären. Die Erinnerungen bleiben als Erfahrungen erhalten. Sie haben jedoch keinen energetischen, d. h. emotionalen Einfluss mehr auf das aktuelle Leben.

Die Veränderungen im Leben mancher Menschen nach einer erfolgreichen Transformation grenzen mitunter an Wunder, denn sie sind mit dem Verstand nicht nachvollziehbar.

Ganz wichtig hierbei ist zu wissen, dass alles nur Energie und Information ist. Jedes Ereignis – ob Trauma, Konflikt, Erfahrung, unbewusste Programmierung oder Glaubenssatz – wird als Information auf Ihrer Festplatte, den vier Energiekörpern gespeichert. Anders ausgedrückt: Die gespeicherten Informationen führen zu Verdichtungen, Verzerrungen, Blockierungen und / oder Unterbrechungen des Energieflusses. Werden auf diese abgespeicherten Daten hohe, lichtvolle Energien gelenkt, wirkt das Energiegesetz: Hohe, schnell schwingende Energien transformieren verdichtete, langsam schwingende Energien. Es entstehen ein harmonischer Energiefluss und ein optimaler Informationsaustausch mit Auswirkungen auf das ganze Leben.

Die Kraft der Worte

Worte besitzen Energie

Haben Sie sich schon einmal Gedanken darüber gemacht, welche Kraft und Macht unsere Sprache besitzt? Oder halten Sie unsere Sprache für ein täglich geübtes, ganz normales Kommunikationsmittel mit je nach Situation veränderbarer Stimmlage?

Aus unserer Sicht gibt es ganz unterschiedliche Sprachqualitäten, die unterschiedlichen Zwecken dienen:

- Mit Sprache lässt sich ein Sachverhalt darstellen. Wird dieser Sachverhalt mithilfe einer »Insidersprache« dargestellt, spricht man z. B. von Medizinerlatein.
- Mit Sprache können Informationen weitergegeben werden, z. B. die Nachrichten in der Tagesschau.
- Mit Sprache können Gedanken mitgeteilt werden; dazu dienen Formulierungen wie beispielsweise: »Mir geht gerade Folgendes durch den Kopf.«
- Mit Sprache können Emotionen verdeutlicht werden: »Ich könnte Bäume ausreißen!« bedeutet: »Es geht mir sehr gut, ich fühle mich stark.« Dies wird durch die Stimmlage noch einmal besonders unterstrichen.

Sprache ist ein Kommunikationsmittel, ein Instrumentarium zur Weitergabe von Information an andere. Manchmal reden wir aber auch mit uns selbst und erzeugen so innere Bilder.

Es kommt eben nicht nur darauf an, dass Informationen überhaupt weitergegeben werden, sondern auch darauf, wie man sie weitergibt. Jedes gesprochene Wort, sogar jede Silbe kann dabei eine besondere Bedeutung erlangen. In unserem Modell wollen wir Ihnen zeigen, dass Worte durch die Matrix-Inform-Anwendung als wirksame Energieträger nutzbar gemacht werden können, um neue Realitäten zu erschaffen.

Worte beeinflussen unser Leben

Die Wörter, die Sie verwenden, sagen viel über Sie und Ihr Leben aus.

Im morphischen Feld sind alle Gedanken, Gefühle, Worte und dergleichen mehr als Informationen gespeichert. So, wie jeder Gedanke Energie ist und etwas bewirkt, ist auch ein Wort Energie und wirkt. Jede Sprache bildet mit den Wörtern ein eigenes Feld; werden die Worte zu Sätzen zusammengefügt, entstehen hochkomplexe Energieformen. Dies lässt sich am Beispiel von Computerprogrammierungen und Programmiersprachen verdeutlichen.

Mit dem Entwickeln von Computern musste auch ein Weg gefunden werden, Programme zu schreiben, um dem Computer gewissermaßen begreiflich zu machen, was er wie zu tun hat. Die ersten Programme bestanden aus Ketten von Nullen und Einsen (0–1–0–1; 1–0–0–1–0 etc.). Mit diesen Nullen und Einsen wurden Zahlen gebildet und mathematisch umgesetzt; damit wurde ein Programm für den Computer geschrieben. Ab etwa 1980 entstanden dann Programmiersprachen wie z. B. DOS.

Wenn nun ein Programm mit DOS geschrieben wurde, so benutzte der Programmierer nur noch Befehlswörter, beispielsweise »print« (drucken), »copy« (kopieren) oder »delete« (löschen). Jedes dieser Wörter war zuvor mit einem binären Code (0–1), also mit Zahlensystemen geschrieben worden. Setzte der Programmierer eines dieser

Befehlswörter ein, so wurde im Hintergrund das dafür geschriebene Programm in Gang gesetzt. Durch diese Möglichkeit wurden die Programme viel schneller umgesetzt und der »Erfolg« sofort erkennbar.

Wörter bringen die morphischen Felder in Schwingung. Setzen wir die Wörter und die Sprache bewusst ein, so generieren wir aus morphischen Feldern morphogenetische Felder. Wir erschaffen dann bewusst Realitäten.

Wörter versetzen morphische Felder in Schwingung

Übertragen wir nun dieses Denken auf unsere Sprache, können wir davon ausgehen, dass Wörter, die wir durch Aussprechen oder Aufschreiben einsetzen, ebenfalls die dahinterliegenden Programme aktivieren und die zugehörigen morphischen Felder in Schwingungen versetzen, weil sie entsprechend dem Resonanzgesetz irgendwo angedockt haben und so Reaktionen verursachen.
Sprachen werden vielschichtig eingesetzt; sie erzeugen Gemeinsamkeiten oder trennen Gruppen bewusst voneinander. So haben beispielsweise viele Berufsgruppen ihre eigenen Wörter – Fachwörter –, die von Nichtgruppenmitgliedern meist nicht verstanden werden. Unterhalten sich Insider dieser Berufsgruppe miteinander, kann ein Außenstehender selten folgen. Das Gleiche gilt für spezielle Sportarten, z. B. Golf oder Tennis.
In ähnlicher Weise gibt es auch in den verschiedenen Regionen nicht nur verschiedene Dialekte; manchmal werden dieselben Wörter auch anders benutzt. Darüber hinaus kann auch die Zeit die Bedeutung von Wörtern verändern. »Gemein« z. B. stand früher für Gemeinschaft, für alle. Wer gemein war, war sozial, für die Gemeinschaft da. Wird heute jemand mit gemein betitelt, so war seine Handlung eher egoistisch und gereichte anderen Personen wahrscheinlich zum Nachteil.

Worte haben demnach eine Bedeutung und besitzen Energie. Der Wissenschaftler Masaru Emoto (siehe S. 81) konnte mit seinen Studien beweisen, dass negative Wörter die kristallinen Strukturen des Wassers zerstören und positive Wörter diese Strukturen reaktivieren und neu formen. Da ein menschlicher Körper wie bereits erwähnt zu rund 70 Prozent aus Wasser besteht, hat dies einen direkten Einfluss auf unsere persönliche Ausstrahlung.

Mit Matrix Inform haben wir nun die Möglichkeit, Wörter als Befehle direkt zur Wirkung kommen zu lassen. Durch das bewusste Aussprechen oder das gezielte Denken an ein Wort, kombiniert mit einer Verbindung zur 5D+, versetzen wir die morphischen Felder unserer Absicht gezielt in Schwingung. Die dadurch generierte Ausstrahlung ist intensiv und ausgesprochen wirkungsvoll.

Worte besitzen Kraft und haben die Tendenz, sich zu verwirklichen. Wenn Sie jetzt noch emotional hoch schwingende Worte für Ihre Formulierungen einsetzen, also Macht- und Schaltwörter benutzen, erhöhen Sie die Verwirklichungstendenz um ein Vielfaches.

Der Befehl: »Weg!«

- Versperrt Ihnen etwas den Weg – ob physisch, seelisch oder geistig –, hilft der Befehl »Weg!«
- Belastet Sie ein bestimmter Zustand oder Umstand und wollen Sie davon befreit sein, um sich besser zu fühlen, stellt »Weg!« den Wegweiser dar.
- Wollen Sie etwas Bestimmtes aus dem Weg räumen, so bewirkt »Weg!« wahre Wunder.

Beispiele für »weg«

- **Wut weg**
- **Selbstmitleid weg**
- **Krankheitssymptom weg**

Ein Fallbeispiel

Ohne nennenswerten Grund oder ein nachvollziehbares Geschehen in der Vergangenheit hatte Roland plötzlich heftige Kopfschmerzen. Zuerst dachte er daran, eine Schmerztablette zu nehmen, doch dann besann er sich auf das Gelernte im Matrix-Inform-Seminar und setzte die Zwei-Punkt-Methode (siehe S. 118ff.) ein. Mit dem Befehl »Weg!« löste er die »Welle« aus; nach einer kurzen körperlichen Reaktion und weiteren zwei Minuten Wartezeit waren die Kopfschmerzen genauso plötzlich verschwunden, wie sie gekommen waren.

Matrix Inform bedeutet auch spielerische Leichtigkeit und Kreativität. Spielen Sie mit dem bisher Erlernten; es gibt kein Muss, wie etwas zu geschehen hat.

Der Befehl: »Aktivieren!«

- »Aktivieren!« überwindet Passivität. »Aktivieren!« bewirkt, dass das zwar vorhandene, aber vergessene Potenzial wieder hervorgeholt und so erneuert und verwirklicht werden kann.
- »Aktivieren!« ist der Schalter, mit dem Sie vernachlässigte Beziehungen, altes Wissen und frühere Weisheit wieder aktiv werden lassen können.
- »Aktivieren!« stärkt Ihre Handlungsbereitschaft. Ihr Leben wird positiv auf diesen Befehl reagieren. Aktivieren Sie Ihr wahres Selbst.

Beispiele für »aktivieren«

- **Selbstheilungskraft aktivieren**
- **Gesundheit aktivieren**
- **Vitalität aktivieren**

Das Macht- und Schaltwort »Ändern«

- Bewusstsein bringt Veränderung. Ändern bewirkt, dass das, was falschläuft, in die ursprüngliche und damit richtige Richtung gebracht wird.
- Verspüren Sie z. B. einen körperlichen Schmerz, so setzen Sie das Machtwort »Ändern« ein und beobachten, was passiert.
- Eine tatsächliche Veränderung bringt Sie in eine höhere Schwingungsfrequenz; dadurch steigert sich Ihre Lebensqualität ganz von selbst.

Manchmal sind die Themen so hartnäckig, dass der Eindruck entsteht, es gäbe keine Lösung. So erging es auch Marianne aus unserem nächsten Fallbeispiel.

Macht- oder Schaltwörter leiten eine positive Veränderung ein. Sie sind die Schlüssel zu unserem Höheren Selbst.

Das Thema dahinter

Seit vielen Monaten quälten Marianne immer wieder krampfartige Bauchschmerzen. Sie ist seit Jahren mit naturheilkundlichem Wissen und Energiearbeit vertraut und hatte so ziemlich alles auf diesem Gebiet ausprobiert – ohne nennenswerten Erfolg. Auch die Matrixwellen brachten sie nicht sofort weiter. Es musste also ein tief greifendes Thema dahinter stehen, ein Thema, das anscheinend erst gelöst sein musste, damit der körperliche Ausdruck der krampfartigen Bauchschmerzen beendet werden konnte.

Sie setzte das Machtwort »Ändern« auf das dahinterliegende Thema ein. Nun kam Bewegung in die Arbeit an ihrem Thema. Marianne reagierte mit Emotionen. Zuerst stiegen Tränen auf, dann entstand eine heftige Wut und in der Folge eine kurzzeitige tiefe

Traurigkeit. Der ganze Vorgang dauerte einige Minuten an. Danach veränderte sich ihre gesamte Ausstrahlung: Ihre Gesichtszüge entspannten sich, sie schien körperlich gewachsen zu sein. Sie wirkte irgendwie größer und freier, ihre Stimmungslage war locker, leicht und beschwingt.
Ihre Bauchkrämpfe waren weg. Nach einigen Wochen kamen diese zwar noch einmal in abgeschwächter Form wieder, doch verschwanden sie nach der erneuten Selbstanwendung von Matrix Inform für immer.
Ihren Fokus legte Marianne nicht auf den körperlichen Ausdruck, sondern auf das dahinterliegende Thema. Dieses Thema kannte sie nicht, auch war sie sich dessen Ursprungs nicht bewusst. Dennoch funktionierte die Anwendung.

Wenn wir Macht- oder Schaltwörter einsetzen, geben wir unserem Wollen in Verbindung mit unserem spirituellen Körper Raum.

Das Macht- und Schaltwort »Vertrauen«

- »Vertrauen« ist das Zauberwort, das neue Erfahrungen zulässt.
- Vertrauen aktiviert das Bewusstsein der Eigenliebe und erlaubt es, voller Zuversicht und glücklich zu sein.
- Vertrauen Sie auf sich selbst, und Sie erhalten die Fähigkeit, allem und jedem Ihr Vertrauen zu schenken.

Beispiele für »Vertrauen«

- **Vertrauen in sich selbst**
- **Vertrauen in die universellen Heilkräfte**
- **Vertrauen in die Selbstheilungskräfte des Menschen**

Der Befehl: »Bewegen!«

- Der Befehl »Bewegen!« löst Erstarrungen und befreit von blockierenden Haltungen. »Bewegen!« aktiviert inaktive Hirnzellen.
- »Bewegen!« setzen Sie ein, wenn Sie verhärtete Strukturen, festgefahrene Situationen oder engstirnige Verhaltensweisen ändern möchten.
- Auf der körperlichen Ebene setzen Sie den Befehl »Bewegen!« ein, wenn der Bewegungsapparat nur eingeschränkt nutzbar ist, etwa bei Gelenksteifigkeit oder verhärteten Muskeln, Bändern und Sehnen.

In der Natur strebt alles zum Ausgleich, auch Homöostase genannt: Druck entweicht, wenn er die Möglichkeit bekommt, Temperatur gleicht sich an.

Bei Bewegungseinschränkungen

Wenn die Themen in der Muskulatur sitzen, können Verhärtungen und Bewegungseinschränkungen die Folgen sein. Das ist sehr häufig im Bereich der Hals- und Nackenmuskulatur zu beobachten. Der Kopf lässt sich nicht richtig drehen oder ist einseitig in der Bewegung eingeschränkt.

Ein einfaches und probates Mittel, dieses Problem zu lösen, besteht darin, eine Hand in den Nacken bzw. auf die unbewegliche Stelle zu legen, mit der zweiten Hand einen korrespondierenden Punkt zu suchen und dann mit dem Befehl »Bewegen!« und mentalem Loslassen die Transformation einzuleiten. In den meisten Fällen ist direkt im Anschluss die Beweglichkeit deutlich besser oder sogar komplett wiederhergestellt.

Psychische Unbeweglichkeit drückt sich oft in körperlicher Unbeweglichkeit aus. Bringen Sie Bewegung in erstarrte Lebenshaltungen, dann kommt es auch auf physischer Ebene zu einer verbesserten Beweglichkeit.

Der Ausgleich mittels »Harmonisieren«

- Damit wir (wieder) in unsere Mitte kommen, müssen alle Extreme ausgeglichen werden. »Harmonisieren« gleicht aus und stellt die ursprüngliche Ordnung wieder her; wir geben den Befehl »Harmonisieren« immer dann, wenn wir wieder ein ausgeglichenes Sein erleben wollen.
- »Harmonisieren« regt an und bringt Unausbalanciertes wieder in Einklang.

Beispiele für »harmonisieren«

- **Den Energiekreislauf harmonisieren**
- **Das Hormonsystem harmonisieren**
- **Die Elemente Erde, Wasser, Luft und Feuer harmonisieren**

Eine Entflechtung muss immer von der belasteten Person ausgehen. Die andere Partei muss darüber nicht informiert sein, denn bei einer Entflechtung werden die emotionalen Bindungen von der belasteten Person her transformiert.

Das Macht- und Schaltwort »Entflechten«

Im Laufe unseres Lebens gehen wir sehr viele emotionale Bindungen ein, die einerseites positiv und förderlich sein können, andererseits aber leider auch negativ und hinderlich.

- Mit »Entflechten« können Sie alle emotionalen Bindungen von Belastungen befreien – unabhängig davon, ob es sich um Eltern-Kind-Beziehungen oder um partnerschaftliche Beziehungen handelt, die noch bestehen oder bereits getrennt sind. Mitschwingende, nicht aufgelöste Verflechtungen können das Leben nachhaltig belasten.

- Entflechten können Sie auch negative Erlebnisse mit oder in Institutionen wie Krankenhäusern, Schulen, Firmen u. Ä.

Der Auslöser für chronische Erkrankungen ist oft bei Erlebnissen in der Kindheit oder in jungen Jahren zu finden. Diese können im Zusammenhang mit Bezugspersonen wie Eltern, Geschwistern, Großeltern, Lebenspartnern oder Lehrern entstanden sein. Aus den Erlebnissen können sich innere Konflikte oder Traumata gebildet haben, die sich je nach Lebenssituation energetisch negativ auswirken können.

Die Praxis

Matrix Inform umsetzen

Bevor es in die Praxis geht, möchten wir Ihnen noch einige Vorbemerkungen mit auf den Weg geben. Wer etwas lernen will, braucht neben theoretischem Rüstzeug auch praktische Übung, denn nach dem Lesen heißt es: ausprobieren, üben und immer wieder üben und die Fortschritte kontrollieren. Das gilt für alle handwerklichen Fertigkeiten und ebenso für das Arbeiten mit Matrix Inform.

Im theoretischen Teil dieses Buchs wurden Ihnen die inneren Zusammenhänge über das Arbeiten mit den kosmischen Energien nahegebracht, im praktischen Teil zeigen wir Ihnen, wie Matrix Inform alltagstauglich angewendet werden kann.

Matrix Inform lebt durch die Praxis. Durch Fühlen, Hören und Sehen entsteht ein neues Bewusstsein.

Die folgenden Erklärungen sind praktisch erprobt und bieten den Einstieg für die verschiedensten Themen. Stets – und das gilt für alle nur denkbaren Themen – besteht das übergeordnete Ziel darin, verdichtete Energien in den einzelnen Energiekörpern zu transformieren. Das sorgt für Klärung im Energiefeld und generiert Anziehung im Hinblick auf Menschen, Lebenssituationen und Dinge, die für uns förderlich sind und uns dazu dienen, unseren Lebensplan umzusetzen. Damit soll das zum Ausdruck kommen, was sich jeder Mensch irgendwann in seine Matrix, d. h. den eigenen Lebensplan geschrieben hat; es geht darum, individuelle Erfahrungen zu machen, aber auch darum, dem Kollektiv Mensch zu helfen.

Auch wenn bei Matrix Inform alles recht leicht erlernbar ist: Nur Übung macht den Meister!

Es ist noch kein Meister vom Himmel gefallen

Ein Phänomen begegnet uns, den Autoren, immer wieder: Seminarteilnehmer lernen im Unterricht sehr schnell, die Vorgehensweisen, Techniken und Module von Matrix Inform umzusetzen. Das liegt daran, dass die Arbeit mit Matrix Inform eine natürliche, in uns angelegte Fähigkeit ist, an die wir erinnert werden. Diese Fähigkeit ist in jedem von uns gespeichert, jeder von uns kann sich mit lichtvollen Energien verbinden. Wir müssen die Fähigkeit lediglich aktivieren.

Wir haben noch andere solcher natürlicher Fähigkeiten; beispielsweise können wir von Natur aus schwimmen. Wir »lernen« schwimmen, indem wir uns an die in uns angelegte Fähigkeit erinnern. Damit sind wir aber noch lange nicht geübte Schwimmer oder gleich deutscher Meister – seine natürlichen Fähigkeiten zu aktivieren, sie aber nur gelegentlich zu praktizieren, reicht nicht aus, eine Sache perfekt zu beherrschen. Ein erfolgreicher Sportler oder Musiker absolviert viele Trainings- bzw. Übungseinheiten, um diesen Erfolg zu erreichen. Will er dauerhaft auf der Erfolgsspur bleiben, muss er permanent trainieren oder üben und sein natürliches Talent ständig schulen. Nur auf diese Weise kann er sich langfristig verbessern. Selbst sogenannte Naturtalente müssen das tun.

Doch wenn es um Energiearbeit oder die Verbindung zu hohen, schnell schwingenden Energien geht, glauben viele Anwender, Üben sei nicht erforderlich; sie gehen davon aus, die erlernten Dinge gleich mit wahrer Meisterschaft anwenden zu können. Bei Misserfolgen sind sie deshalb schnell frustriert und zweifeln an der Methode.

Etwas zu können ist eine Sache, etwas zu beherrschen eine andere; und Meister in einer Sache zu sein, bedeutet eben ständiges Üben – auch bei Matrix Inform.

Keine Angst vor Matrix Inform – oder doch?

Veränderungen sind vorprogrammiert. Das sollte sich jeder vor Augen halten, der Matrix Inform anwendet, bei sich oder bei anderen. Wer jedoch Angst vor Veränderungen hat, sollte sich lieber nicht mit lichtvollen Energien beschäftigen; denn immer wenn Schwingungen sich verändern, entsteht eine andere Ausstrahlung mit der Folge einer geänderten Anziehung.

Nichts im Leben ist beständiger als die Veränderung. Mit Matrix Inform unterstützen wir unserer Meinung nach die Veränderung in die richtige Richtung.

Matrix Inform bringt Klarheit ins Feld

Wir Menschen haben alle Arten von Schwingungen, höhere und – meist – niedere, in unserem morphischen Feld angesammelt. Je diffuser diese jedoch sind, desto unklarer ist unsere energetische Ausstrahlung, egal, ob wir sie bewusst oder unbewusst in unser Energiefeld aufgenommen haben. Das persönliche morphische Feld ist verschwommen, meist stark verdichtet und deshalb absolut unklar. Doch auch eine unklare Ausstrahlung bringt uns permanent mit allen auf uns einwirkenden Schwingungen in Resonanz. Wir müssen reagieren, ob wir wollen oder nicht.

Beginnen wir allerdings, diese verdichteten Energien zu transformieren, generieren wir eine veränderte Anziehung. Dadurch gehen wir nicht mehr mit allen Dingen in Resonanz, die Lebensumstände beginnen, sich entsprechend zu verändern. Menschen, die uns vielleicht jahrelang begleitet haben, kommen nicht mehr. Die Interessen ändern und Gesprächsthemen verschieben sich. Manche Menschen spüren, dass sie einen falschen Beruf ausüben oder dass eine Partnerschaft nur eine Interessengemeinschaft ohne Zukunft ist.

Wenn sich Schwingungen nicht mehr harmonisch gleichen, haben sie keine Chance, in Resonanz gehen zu können. Das Ergebnis bedeutet Trennung. Solche Veränderungen im Schwingungsmuster werden durch Matrix Inform hervorgerufen. Matrix Inform schafft also Veränderung, die durchaus wehtun kann, beispielsweise dadurch, dass eine Partnerschaft aufgrund unterschiedlicher Interessen einfach nicht mehr weiterbestehen kann. Der Vorteil liegt darin, dass immer mehr Menschen und Dinge angezogen werden, die wir kraft unserer gereinigten Ausstrahlung in Resonanz mit uns bringen. Mit diesen Schwingungen gehen wir dann in eine förderliche Harmonie.

Den Verstand ausschalten – leichter, als man denkt

Ein elementarer Grundsatz lautet: Nur Gleiches zieht Gleiches an.

Matrix Inform mit dem Verstand umsetzen zu wollen, ist schlichtweg unmöglich. Der Verstand bzw. der Mentalkörper verhindert eine direkte Anbindung an noch schneller schwingende Energien – er ist wie ein Deckel, eine Begrenzung.

Um also eine gute Anbindung zu bekommen, sollten wir in einer Stimmung von Leichtigkeit, Unbekümmertheit und Lebensfreude sein. Wir geben zu, dass sich das nicht so leicht mit den Vorstellungen eines kompetenten und seriösen Auftretens in einer therapeutischen Praxis vereinbaren lässt. Doch Sie dürfen uns glauben: Auch kranke Menschen lachen gern.

Im Seminar, einer energiegeladenen Atmosphäre ohne Alltagsstress, können fast alle Teilnehmer schnell vom verstandesorientierten Denken und Handeln auf Lockerheit und spielerische Leichtig-

keit umschalten. Doch zu Hause herrschen meist andere Bedingungen, und der Verstand dominiert.
Deshalb empfehlen wir, sich als Anwender in eine gute Stimmung zu bringen, bevor Sie Matrix Inform bei sich oder anderen durchführen. Hören Sie entspannende Musik, machen Sie sich angenehme Gedanken, konzentrieren Sie sich auf positive Gefühle. Ein paar Minuten reichen, um aus einer verstandesgeprägten Haltung in eine leichte und lockere Stimmung zu kommen. Dann können Sie die Zwei-Punkt-Methode (siehe S. 118ff.) spielerisch anwenden.

Um schnell eine Verbindung zu universellen Energien zu bekommen, ist eine gehobene Stimmung hilfreich.

Auf die Absicht kommt es an

Wenn wir mit Matrix Inform arbeiten, liegt dem eine übergeordnete Absicht zugrunde. Diese beinhaltet das Ziel, sich mit hohen, lichtvollen Energien zu verbinden, zum Nutzen und Wohle aller. Sie beinhaltet auch die Akzeptanz, das anzunehmen, was daraus erfolgt. Jedes Mal, wenn eine Transformation mittels einer »Welle« auf verdichtete Energien gelenkt wird, ist Loslassen mit einem offenen Ausgang die Voraussetzung. Was dann passiert? Wer weiß?! Seien Sie offen für alles.
Ein Beispiel: Sie haben einen Flug gebucht und möchten »wohlbehalten und pünktlich am Zielort ankommen«. Hierzu lassen Sie vor dem Start des Flugzeugs eine »Welle« mit dieser Absicht laufen. Die Maschine startet auch pünktlich, doch bereits in der Luft entstehen kleinere Schwierigkeiten, die den Piloten dazu veranlassen umzukehren. Durch diesen Vorfall wird klar, dass Sie nicht pünktlich am Zielort ankommen werden. Die mitschwingende Absicht »pünktlich ankommen« ist der Absicht »wohlbehalten ankommen« untergeordnet. Letztlich erreichen Sie Ihren Zielort wohlbehalten – aber mit deutlicher Verspätung.

In erster Linie wirkt also die übergeordnete Absicht, in unserem Beispiel: »wohlbehalten« ankommen – und zwar »zum Nutzen und Wohle aller«. Daraus resultiert auch, dass egozentrische, manipulative Handlungen keine Wirkung haben werden. Nicht alles, was man sich wünscht und »herbeiwellen« möchte, wird sich also realisieren lassen.

Da unser Verstand auch nur eine eingeschränkte Sichtweise und ein sehr begrenztes Wissen hat, ist es für uns verständlicherweise unmöglich, alle überhaupt möglichen Varianten eines Themas zu kennen, geschweige denn, daraus die beste auszuwählen. In vielen Fällen sind die beteiligten Personen nach der Anwendung von Matrix Inform völlig überrascht, auf welche Weise sich die Dinge geklärt und ins Positive verändert haben.

Führen Sie Ihre Matrix-Inform-Anwendungen ohne Erwartungshaltung durch. Überlassen Sie das Ergebnis den einfließenden Energien und schalten Sie den begrenzenden Verstand ab.

Die Zwei-Punkt-Methode

In dem Moment, in dem wir eine Verbindung mithilfe der Zwei-Punkt-Methode herstellen, ist die übergeordnete Absicht, sich mit hohen, lichtvollen Energien zu verbinden, bereits aktiviert.

In unserem Buch *Matrix Inform – Heilung im Licht der Quantenphysik* haben wir einige Basisübungen als Vorbereitung der Zwei-Punkt-Methode ausführlich beschrieben. Diese Übungen dienen in erster Linie dazu, sich einzustimmen und die Sensibilität zu erhöhen. Wer noch vollkommen neu in der Materie ist und erst beginnt, mit Energien zu arbeiten, dem empfehlen wir, sich diese Basisübungen anzueignen.

Die Vorgehensweise, die wir nun vorstellen, wird sowohl bei einer Selbstanwendung als auch bei Anwendungen an anderen Personen eingesetzt. Sie brauchen dazu Ihre beiden Hände.

Grundübung – eine Verbindung herstellen

Bei der ersten grundlegenden Übung geht es darum, das Energiefeld an die universellen lichtvollen Energien anzuschließen. Der Vorgang ist mit dem Öffnen eines Fensters, um schlechte Raumluft auszutauschen, vergleichbar. Ziel dabei ist es, ohne besondere Absicht, ohne gezieltes Thema verdichtete Energien im individuellen Energiekleid zu transformieren.

Matrix Inform heißt loslassen und zulassen – was auch immer geschieht.

Ob Sie eine Selbstanwendung oder eine Anwendung bei einer anderen Person vornehmen – der Vorgang ist immer der gleiche. Mit einer Hand wählen Sie einen Punkt bei sich am Körper oder am Körper des Klienten. Die Auswahl des ersten Punktes kann nach folgenden Kriterien geschehen:

- Die Körperstelle schmerzt.
- Die Körperstelle ist verdickt oder verhärtet.

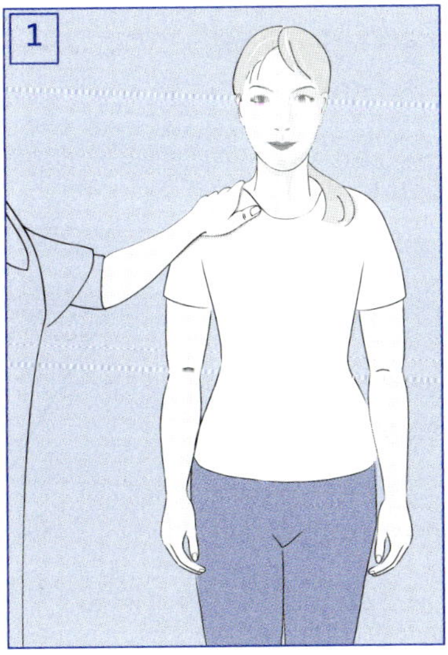

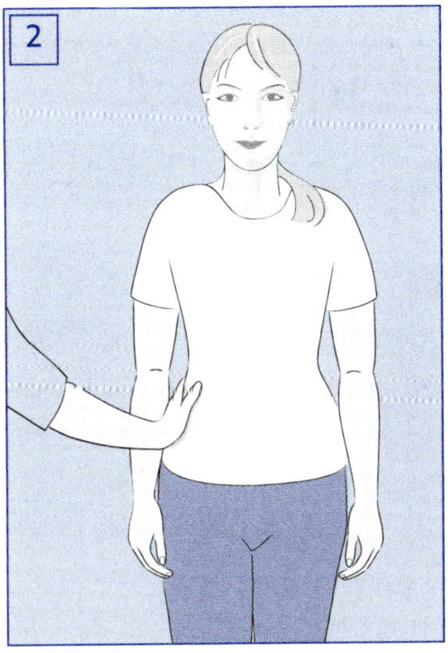

Zunächst wählen Sie einen Punkt an Ihrem oder am Körper des Klienten aus. Das kann bei Schmerzen o. Ä. etwa die Schulter (Bild 1) oder die Hüfte (Bild 2) sein.

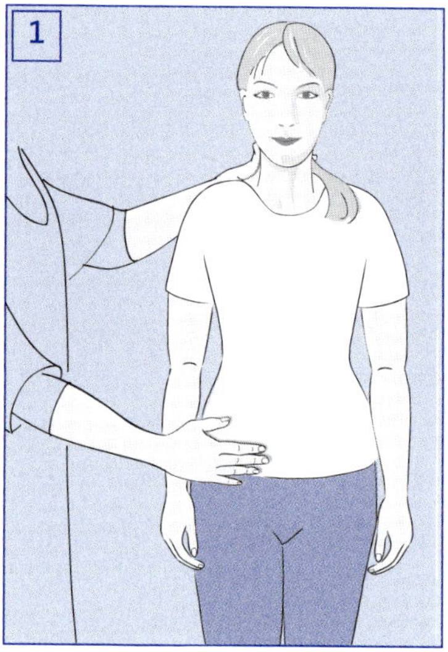

- Die Körperstelle erregt Ihre Aufmerksamkeit.
- Sie fühlen sich von der Körperstelle angezogen.

Legen Sie dort die erste Hand auf.

Mit der zweiten Hand fahren Sie anschließend in einem Abstand von etwa 10 Zentimetern über die Körperoberfläche, bis Sie eine Verbindung zwischen Ihren beiden Händen wahrnehmen (Bild 1). Diese Wahrnehmung kann ein Kribbeln sein oder ein Gefühl von Wärme oder Kälte. Sie kann in der ersten oder in der zweiten Hand oder in beiden Händen gleichzeitig auftreten.

Die Anzahl der zur Verfügung stehenden Punkte bei einer Matrix-Inform-Anwendung ist unbegrenzt.

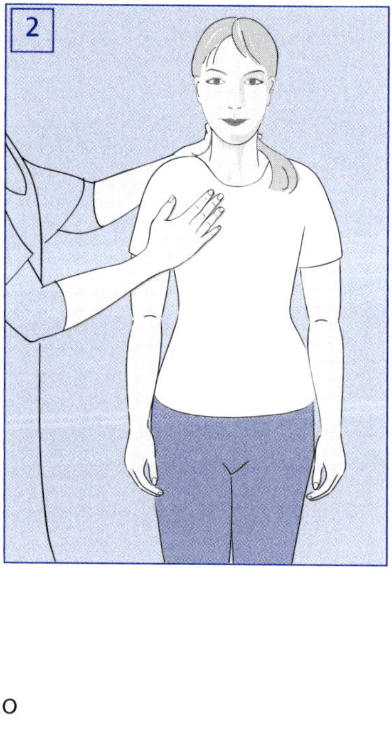

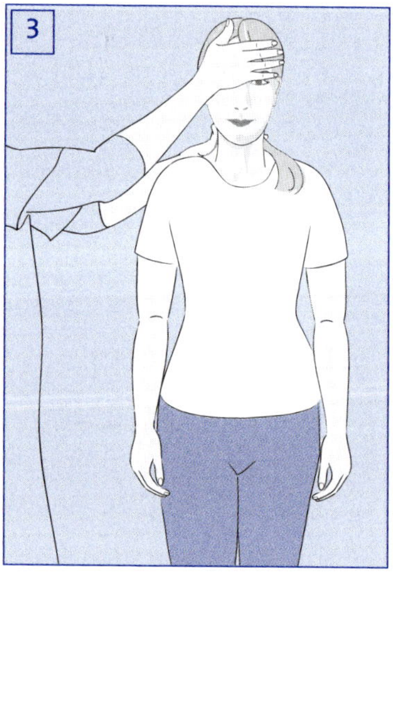

Ist eine veränderte Wahrnehmung zu fühlen, legen Sie die zweite Hand ebenfalls auf den Körper (S. 120, Bild 2). Sie haben Ihre beiden Punkte gefunden, an denen Sie die Veränderungen auch kontrollieren können, nachdem die erste Anwendung abgeschlossen wurde. Die Zahl der zu kombinierenden Punkte ist unendlich. Überall am Körper kann der erste Punkt sein und ebenfalls der korrespondierende (S. 120, Bild 3).

Reine Bewusstseinsarbeit

Anfangs empfiehlt es sich, immer beide Punkte am Körper mit den Händen zu berühren. Später, mit etwas Übung, kann der zweite Punkt auch schon im Energiefeld gesucht und gefunden werden. Das sieht dann so aus, dass eine Hand am Körper aufgelegt ist und dass die andere Hand einen korrespondierenden Punkt in der Luft berührt.

Hören Sie auf zu denken, wenn Sie Matrix Inform anwenden.

Mit zunehmender Übung müssen die Hände den Körper dann überhaupt nicht mehr berühren. Sie arbeiten schließlich nur noch im Energiefeld, ohne Körperkontakt. Aber erinnern Sie sich bitte daran: Auch jetzt wird keine Energie ins Energiefeld übertragen. Matrix Inform ist reine Bewusstseinsarbeit. Alles ist möglich und alles ist erlaubt, sofern eine gefühlte Verbindung zwischen den Händen herzustellen ist.

Lassen Sie mental los

Der entscheidende Schritt bei einer Matrix-Inform-Anwendung erfolgt unmittelbar mit der erfühlten Verbindung zwischen den Händen: Sie müssen mental loslassen. Dies lässt sich durch einfache Vorgehensweisen erreichen:

- Sie atmen betont und bewusst aus.
- Sie stellen sich eine offene Frage, z. B.: »Wie oft soll ich eine ›Welle‹ laufen lassen?« Ausschlaggebend ist hier nicht der Inhalt der Frage, sondern dass der Verstand keine unmittelbare Antwort darauf weiß und gewissermaßen in einen Suchmodus geht. In diesem Moment entsteht eine kleine Lücke im dichten mentalen Gedankenfeld, und die lichtvollen Energien können fließen.

Wir müssen eine »Gedankenlücke« schaffen, in der das Universum Zeit und Möglichkeit hat, seine energetische Antwort in unser Energiesystem zu übersenden. Dadurch entsteht Transformation in den unterschiedlichsten Bereichen, verdichtete Energien werden in höher schwingende Energien umgewandelt.

Mit dem mentalen Loslassen fließen universelle Energien in das angeschlossene Energiefeld ein. Beginnt die Transformation, können Sie die Hände vom Körper lösen.

Der Matrix-Inform-Anwender verbindet sein eigenes Energiefeld oder das des Klienten mit den schnell schwingenden Energien des Universums – nicht mehr und nicht weniger. Matrix Inform bedeutet verbinden, nicht Energie fließen lassen. Darin besteht der wesentliche Unterschied zwischen Matrix Inform und anderen Verfahren wie Reiki u. Ä.

Wie Sie Ihr Thema finden

Im theoretischen Teil dieses Buchs haben wir Sie mit dem Modell des morphischen und morphogenetischen Felds bekannt gemacht. Im morphischen Feld ist alles vorhanden, ist alles gespeichert – Vergangenheit, Gegenwart und Zukunft. Alles ist im Hier und Jetzt. Wenn wir diesen Gedanken konsequent weiterverfolgen, sind auch alle »Themen« eines Menschen energetisch im morphischen Feld gespeichert.

Als »Thema« – denn wir sprechen bei Matrix Inform lieber von einem Thema als von einem Problem – bezeichnen wir beispielsweise die folgenden:

- Körperliche Symptome wie Schmerzen, Unwohlsein, Bewegungseinschränkungen, Bluthochdruck, Hormonschwankungen, Verletzungen in Form von körperlichen Traumata
- Bestimmte oder unbestimmte Ängste wie etwa Spinnen- oder andere Tierphobien, Höhenangst, Angst vor Feuer oder Wasser, Klaustrophobie, Verlustangst
- Bekannte oder unbekannte emotionale Traumata. Mit jedem Erlebnis kann ein Trauma verbunden sein, z. B. der Verlust eines geliebten Menschen oder Tieres, ein Unfall oder Sturz, der Verlust des Arbeitsplatzes, eine Trennung oder Scheidung, Kindesmissbrauch, Vergewaltigung.
- Ungelöste innere und äußere Konflikte, z. B. zwischen Eltern und Kind oder Mann und Frau
- Mentale Blockaden wie z. B. Glaubenssätze oder Glaubensprogramme, Überzeugungen, Sabotageprogramme, gesellschaftliche und moralische Vorstellungen
- Wünsche, Ziele und Visionen
- Im Grunde kann alles, was wir denken, spüren und fühlen, zu einem Thema werden, also alles, was mit uns zu tun hat.

Durch Matrix-Inform-Anwendungen lassen sich Themen gezielt energetisch ansprechen und transformieren. Hierzu reicht es, bei der Selbstanwendung an das Thema zu denken oder es auszusprechen und dann mittels der Zwei-Punkt-Methode die Verbindung herzustellen. Arbeiten Sie mit anderen Personen, soll die jeweilige Person an ihr Thema denken oder es kurz ansprechen. Diese Vorgehensweise hat auch den Vorteil, dass ein Matrix-Inform-Anwender sich völlig frei, neutral und unbeeinflusst verbinden kann. Denn oft ist es so, dass zu viel Wissen über ein Thema oder die persönliche Situation des Klienten den Verstand mit seinen begrenzten Ansichten aktiviert und eine Transformation ausschließt.

Der Matrix-Inform-Anwender muss das Thema eines Klienten nicht kennen. Durch das bewusste Denken des Klienten findet eine Positionierung im morphischen Feld statt – vergleichbar mit einer Adresse auf einem Brief oder mit einer in einem Ordner abgelegten Datei im Computer.

Die richtige Formulierung des Themas

Wer sich schon einmal mit mentalen Techniken und den Ideen des positiven Denkens beschäftigt hat, weiß, dass es besser ist, das Ziel möglichst positiv zu formulieren, um ein optimales Ergebnis zu erzielen. Bei Matrix Inform hingegen machen wir uns das Wissen der Polarität und die schnell schwingenden Energien zunutze, um ein optimales Ergebnis unabhängig von der Formulierung – positiv oder nicht – zu erzielen.

Wie bereits erwähnt, sind alle gespeicherten Informationen polarisiert – alles hat zwei Seiten.

Nehmen wir an, Sie formulieren Ihr Thema »negativ«, z. B.: »Mein Bauch tut weh.« Dann werden bei einer Matrix-Inform-Anwendung die lichtvollen Energien direkt auf dieses verdichtete Feld gelenkt, und es kommt das Energiegesetz zur Wirkung, dass hohe, schnell schwingende Energien niedrige, langsam schwingende transformieren. Die Absicht dabei ist, dass die Schmerzen verschwinden, der Fokus ist auf den negativen Pol, den Schmerz, gerichtet. Im Ergebnis findet also auch bei einer negativen Formulierung eine Transformation statt.

Jetzt formulieren wir das Thema »positiv«, beispielsweise: »Mein Bauch fühlt sich weich und gut an.« Die energetische Positionierung ist wieder der Bauch, dort befinden sich wie im vorherigen Beispiel die verdichteten, langsam schwingenden Energien. Der Fokus ist zwar auch auf den Bauchschmerz gerichtet, die Absicht formuliert jetzt aber nur eine positiv geladene Situation in der Zukunft. Thema bleibt der Bauch.

Eine Transformation findet demnach sowohl bei einer positiven als auch bei einer negativen Formulierung statt. Ob eine der beiden Formen schneller abläuft als die andere – und wenn ja, welche –, wissen wir nicht, zumal wir in Überlichtgeschwindigkeit mit Informationen aus dem Kosmos versorgt werden. Der Erfolg tritt also auch dann ein, wenn man die Schwingung gewissermaßen am negativen Pol im Feld abholt.

Es kommt nicht auf eine exakte Formulierung an

Jeder von uns wird schon einmal die Erfahrung gemacht haben, dass sich Empfindungen und Gefühle nur bedingt in Worte fassen lassen. Eine Absicht so zu formulieren, dass alle Aspekte und Eventualitäten berücksichtigt werden, ist nahezu unmöglich oder nur durch längere Vorbereitung machbar.

Das Universum muss nur die Richtung kennen, dann sitzt der Treffer auch am richtigen Ort.

Hat ein Klient beispielsweise Knieschmerzen, die ihn stark beeinträchtigen, so verbindet er automatisch seinen gefühlten Schmerz und seine Gedanken zu einer Einheit. Denkt er bei einer Matrix-Inform-Anwendung an sein Knie oder sagt: »Knie«, sind im morphischen Feld alle Anteile beinhaltet und werden bei einer energetischen Verbindung mit transformiert.

Die Module in der Praxis

Im Folgenden werden Sie einzelne »Module« von Matrix Inform kennenlernen, die man auch als Vorgehensweisen in bestimmten Situationen bezeichnen könnte:

- Zeitreise
- Macht- und Schaltwörter als Befehl
- Vorgehen bei Bluthochdruck
- Beseitigung von Schmerzen

Weitere Module lernen Sie im folgenden Kapitel kennen, in dem wir Ihnen unsere Ideen und Möglichkeiten zur Gewichtsreduktion präsentieren, etwa den »Schieberegler« (siehe S. 146ff.). In unseren Seminaren lehren wir darüber hinaus verschiedene Module, die nicht im Buch beschrieben werden, da sie sehr umfangreich erklärt werden müssen und den Rahmen dieses Buchs sprengen würden.

Wie Sie mit der »Zeitreise« praktisch arbeiten

In den morphischen Feldern sind alle Ereignisse der Vergangenheit gespeichert.

Viele aktuelle Probleme im Jetzt sind durch Erlebnisse begründet, die in der Kindheit stattfanden. Um das Thema im Jetzt erfolgreich angehen zu können, suchen Sie den Zeitpunkt des Auslösers und kreisen das Thema dann weiter ein.

Sie beginnen die Zeitreise in der Regel beim aktuellen Alter und gehen dann zurück bis zum Zeitpunkt der Zeugung.

- Als Erstes stellt der Matrix-Inform-Anwender eine Verbindung zu sich oder seinem Klienten her. Dies geschieht durch Auflegen der einen Hand an einer Stelle des Körpers, die seine besondere Aufmerksamkeit in Form von Schmerz, Verdickung, Unbeweglichkeit u.Ä. erregt. Dieses Vorgehen kennen Sie bereits (siehe S. 119).

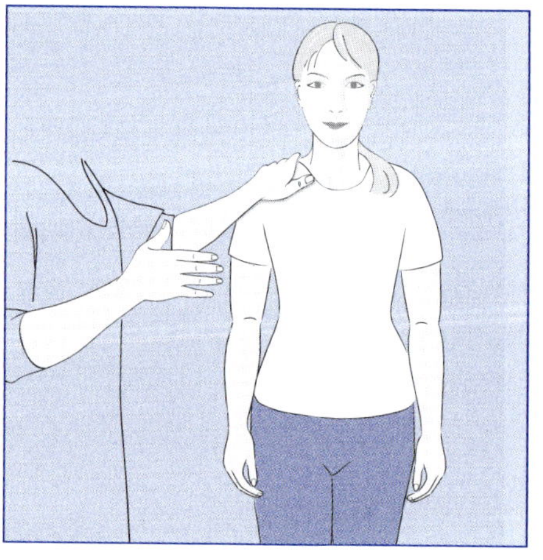

Der zweite Punkt muss nicht am Körper, sondern kann auch im Energiefeld liegen.

- Anschließend denken Sie bzw. Ihr Klient an das Thema, das es zu transformieren gilt. Das Thema kann auch laut ausgesprochen werden, z. B.: »Angst vor Prüfungen«.
- Als Anwender formulieren Sie die Absicht, etwa: »Zurück an den Ursprung des Themas«.
- Mit der zweiten Hand sucht der Matrix-Inform-Anwender einen mit dem ersten Punkt korrespondierenden zweiten Punkt bei sich oder dem Klienten, entweder am Körper oder im Energiefeld (siehe Bild S. 126).
- Nun beginnt der Matrix-Inform-Anwender, leise und für den Klienten unhörbar rückwärts zu zählen. Dies kann in Einer-, Zweier- oder Fünferschritten – bezogen auf die Lebensjahre – erfolgen. Es empfiehlt sich, unhörbar zu zählen, da beim Klienten sonst Irritationen entstehen, die ihn einschränken können.

Das Modul der Zeitreise bringt Sie an den energetischen Ursprung eines Themas. Dort kann es dann nachhaltig transformiert werden.

Zur Verdeutlichung: Der Klient hat Rückenschmerzen, die er auf einen Bandscheibenvorfall vor z. B. fünf Jahren zurückführt. Für ihn ist das der Beginn seiner Probleme. Doch der eigentliche Ursprung des Bandscheibenvorfalls kann mehrere Jahre davor liegen. Zählt nun der Matrix-Inform-Anwender laut und an dem vermeintlichen Jahr »vorbei«, könnte der Klient gedanklich blockieren und eine Transformation behindern.

Nähert man sich beim Rückwärtszählen dem energetisch bedeutsamen Ereignis, baut sich für den Anwender spürbar eine Energiewelle auf. Von diesem Moment an sollte der Anwender etwas langsamer weiterzählen, um so das Jahr des Ereignisses genauer zu bestimmen. Ist der richtige Zeitpunkt erreicht, kollabiert die »Welle« – und möglicherweise auch der Klient, weshalb Sie unbedingt unsere Sicherheitshinweise (siehe S. 129ff.) beachten sollten. Dann erfolgt die Transformation. Kommt man beim Rückwärtszählen in den Bereich von Geburt und Schwangerschaft, empfiehlt es

sich, in Monatsschritten – neunter, achter, siebter Monat usw. – weiterzuzählen, da in jedem Schwangerschaftsmonat sehr viele Entwicklungsstadien durchlaufen werden.
Manche Ereignisse zeigen sich im Laufe eines Lebens in verschiedenen Altersstufen, weshalb auch mehrere Zeitreisen zu ein und demselben Thema erforderlich sein können, um alle energetischen Verdichtungen zu transformieren.

Ein Fallbeispiel – Spinnenphobie

Manche Themen müssen wie eine Zwiebel behandelt werden – Schicht für Schicht.

Renate, 32 Jahre, hatte furchtbare Angst vor Spinnen. Bei der Zeitreise reagierte sie zum ersten Mal im Alter von sieben Jahren. Sie erinnerte sich, dass eine Spinne ihren rechten Arm hochlief. Doch ein so alltäglicher Vorfall konnte diese extreme Angst nicht verursacht haben, also machten wir eine zweite Zeitreise, wieder ab dem aktuellen Alter von 32 Jahren.
Dieses Mal reagiert Renate noch heftiger in ihrem zweiten Lebensjahr. Es kamen ihr wieder spontan Erinnerungen aus der Kindheit. Immer wenn sie »unartig« gewesen war, wurde sie von ihren Eltern zur Strafe in einen Stall gesperrt. Dort lebten neben Ratten, Mäusen und viel Kleingetier auch Spinnen. Interessanterweise machten ihr alle anderen Tiere keine Angst, nur die Spinnen. Da in der Regel in unseren Breitengraden Spinnen eher zu den ungefährlicheren Tieren gehören, könnte dies eventuell ein Zeichen dafür sein, dass Erlebnisse aus früheren Inkarnationen diese Spinnenphobie ausgelöst hatten.
Nachdem letztlich alle energetischen Verdichtungen transformiert waren, war auch die panische Angst überwunden. Spinnen werden zwar auch zukünftig nicht Renates Lieblingstiere sein, aber sie kann nun mit ihnen leben.

Mögliche Reaktionen und Sicherheitshinweise

Bei den energetischen Anwendungen von Matrix Inform wird eine direkte Anbindung an hohe, lichtvolle Energien hergestellt. Diese haben die Eigenschaft, andere Schwingungen zu transformieren: Dichtere und / oder niedrigere Schwingungen verändern sich. Das bedeutet, dass sich direkte, sichtbare und vor allem spürbare Reaktionen zeigen können.

Verdichtete Schwingungen können den Energiefluss in der Matrix stören, verzerren oder unterbrechen. Das kann erhebliche körperliche und natürlich auch seelische Störungen hervorrufen. Werden solche Verdichtungen verändert, kommt wieder Bewegung in Erstarrtes. Energie ist erneut im (Zu-)Fluss, der Körper wird wieder belebt. Dies kann man mit dem gründlichen Reinigen eines Natur-

Jeder Mensch hat sein eigenes energetisches Feld mit Millionen unterschiedlicher Schwingungen.

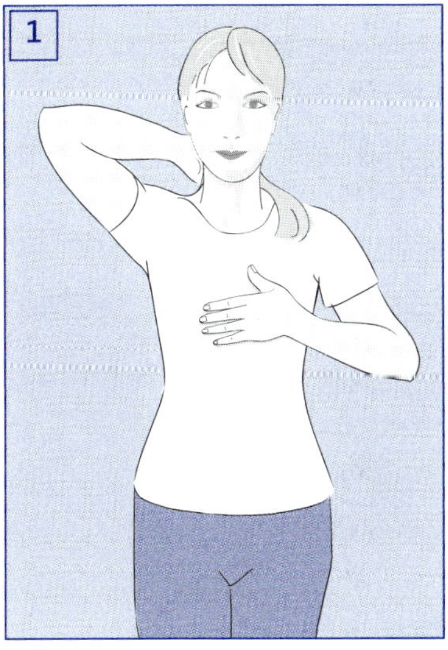

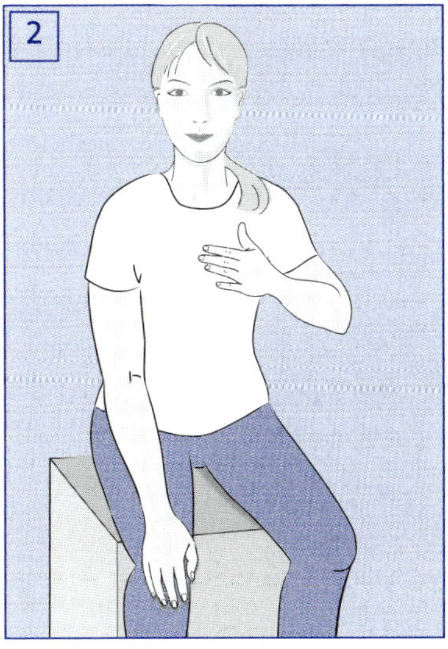

Sie können Matrix Inform im Stehen (Bild 1) oder im Sitzen (Bild 2) durchführen; beachten Sie jedoch, dass es zu heftigen Reaktionen kommen kann.

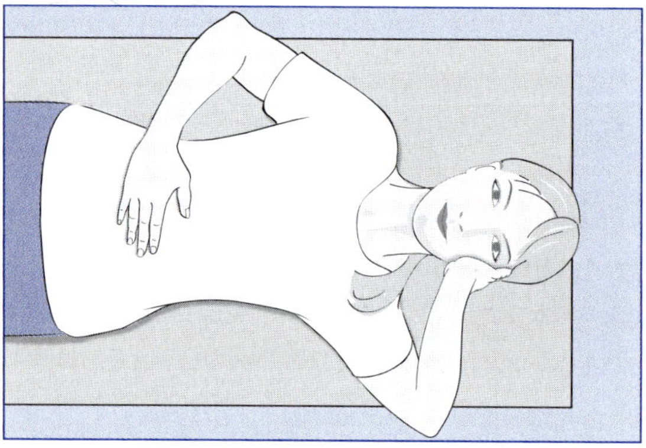

teichs im Garten vergleichen: Zu Beginn wird alles aufgewirbelt, es sieht schlimmer aus als vorher, doch danach ist alles wunderbar klar.

Reaktionen, die durch energetische Transformation hervorgerufen werden, können sich an gänzlich anderen Körperregionen zeigen, als das vorherrschende Thema erwarten oder vermuten lässt. Sie können auch in tiefe emotionale Reaktionen münden: heftigstes Weinen, minutenlanges Lachen. Die Prozesse können einige Zeit sichtbar anhalten, den Klienten aber auch auf einer subtileren Ebene tage- und wochenlang begleiten. Groteske Verdrehungen des Körpers sind ebenso möglich wie Zuckungen, Hin- und Herschwingen des ganzen Körpers, Zittern von Händen und Knien, sogar das Umfallen nach hinten oder auch nach vorn! Also Achtung: Der Klient oder Sie selbst müssen gegen Stürze abgesichert sein. Rechnen Sie auch mit körperlichen Reaktionen, die Ausdruck einer schlagartigen Entspannung sein können. Wenden Sie Matrix Inform deshalb keinesfalls beim Autofahren oder in ähnlichen Situationen an.

Am sichersten wenden Sie Matrix Inform im Liegen an.

Umfallen ist keine Notwendigkeit für den Erfolg einer Anwendung, sollte aber auch nicht als reiner Showeffekt abqualifiziert werden.

Im Sitzen, Liegen oder Stehen

Matrix Inform kann im Liegen (siehe Bild oben), Sitzen oder Stehen angewendet werden. Im Sitzen sollte sich der Klient idealerweise nicht anlehnen, dadurch lassen sich feinere Reaktionen besser wahrnehmen. Feinste Reaktionen gelten genauso und sind eine vollkommen gleichwertige »Wellenantwort« wie beispielsweise das Umfallen eines Klienten.

Bei häufigerer Anwendung und bei Problemen

Gehen Sie bei der Anwendung von Matrix Inform nicht unbedingt davon aus, dass Sie die Methode mehrmals anwenden müssen, wenn Sie einen Klienten haben, bei dem sich ein Leiden chronifiziert hat; ausschließen kann man das jedoch nicht. Wenn ein Thema nach kurzer Zeit oder einigen Versuchen nicht auf die Methode anspricht, muss es nicht an Ihnen oder an Matrix Inform liegen. Es gibt verschiedene Ansätze und Möglichkeiten, die Anbindung »nach oben« zu prüfen:

- Stellen Sie zunächst ohne Absicht und ohne dass der Klient an ein Thema denkt, eine Zwei-Punkt-Verbindung zum Energiefeld des Klienten her. Reagiert der Klient, haben Sie Zugang.
- Reagiert der Klient nicht, empfiehlt es sich, das Energiefeld zu öffnen. Hierzu wird die eine Hand auf die Halswirbelsäule des Klienten direkt am Übergang von Nacken und Hinterhauptbein angelegt und die zweite Hand am unteren Ende der Wirbelsäule, am Iliosakralgelenk (siehe Bild rechts). Lösen Sie die »Welle« mit der Absicht »Energiefeld öffnen« aus.
- Manche Menschen können nicht los- oder zulassen, sie wollen alles unter

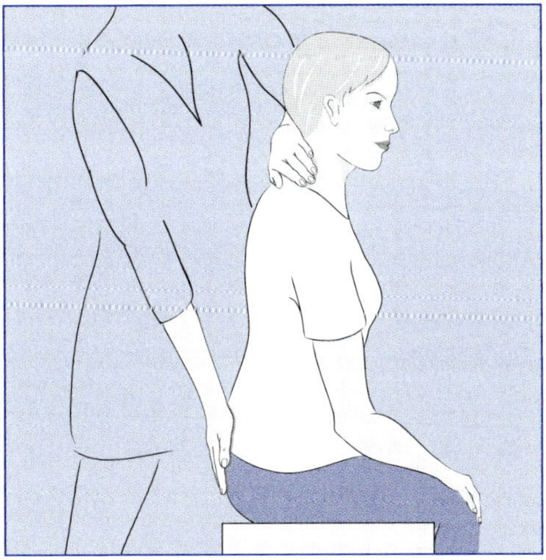

Unterschiedliche Einflüsse können eine mögliche Transformation ausschließen. Deshalb ist es zu Beginn der Anwendungen wichtig, einen Zugang zum Energiefeld des Klienten zu bekommen.

Kontrolle halten. Dieses Verhalten läuft oft unbewusst als Reaktion aus dem Unterbewusstsein ab. Zum Klienten zu sagen: »Nun lassen Sie doch einmal los!«, wird er mit: »Ich lass doch schon los« oder »Ich bin doch offen« erwidern. In diesen Fällen hilft es, den Klienten mit offenen Fragen über Nebensächlichkeiten abzulenken, z. B.: »Wohin fahren Sie denn dieses Jahr in den Urlaub?«

- Eine andere Schwierigkeit stellt es oft dar, mit seinem Lebenspartner zu arbeiten. Je näher, enger oder länger eine Beziehung ist, desto häufiger klappt es mit der Matrix-Inform-Anwendung nicht. Wenn dies der Fall ist, sollten beide die Verbindung ohne jede Erwartungshaltung herstellen. Hier gilt ganz besonders das Prinzip der spielerischen Leichtigkeit.

Wer alles unter Kontrolle halten will, ist durch seinen Verstand blockiert und hat kein Vertrauen. Doch Vertrauen ist eine wesentliche Voraussetzung, um sich an hohe, lichtvolle Energien anbinden zu können.

- Wenn Sie bereits einmal zu einem Klienten Zugang hatten, kann es trotzdem vorkommen, dass es beim nächsten Besuch des Klienten nicht funktioniert. Dies könnte dann z. B. am gewählten Thema liegen. Vielleicht ist es unbewusst noch versperrt. In einem solchen Fall sollte der Klient einfach ein anderes, nicht so weitreichendes oder existenzielles Thema wählen. Eine andere Möglichkeit wäre, dass Sie in vorangegangenen Sitzungen bereits die Energiefelder klären konnten. Um dies festzustellen, sollte der Klient ebenfalls sein Thema wechseln.
- Wenn Anwender mit sich selbst arbeiten, berichten sie oft davon, keine oder nur sehr schwache Energiewellen zu spüren. Zu Beginn der Selbstanwendungen ist deshalb das Einfühlen oder Spüren auch kleinster Reaktionen wichtig. Sie erleben dadurch, dass die Methode auf jeden Fall funktioniert. Mit der Zeit kristallisiert sich eine wiederkehrende Sensation – eine Gefühlsreaktion – heraus. Diese kann bei jedem Menschen unterschiedlich ausfallen: etwa als Kribbeln am Ohr, Jucken der Nase, Ziehen in einem Zeh, Grummeln im Bauch, Zucken im ganzen Körper, Gähnen o. Ä.

Dieses wiederkehrende Zeichen bestätigt Ihnen, dass es funktioniert; es stärkt Ihr Vertrauen. Trotzdem kann es sein, dass jemand bei Selbstanwendungen nicht weiterkommt. Das könnte an den eigenen »blinden Flecken« liegen: Man will das eigentlich zugrunde liegende Thema nicht sehen oder noch nicht verändern. Hier hilft es, sich von einem anderen Matrix-Inform-Anwender behandeln zu lassen.

Wenn der Klient körperlich schwach oder sogar bettlägerig ist, sollten Sie die Anwendung auf jeden Fall im Liegen durchführen. Welche Kontaktpunkte Sie benutzen, ist völlig unerheblich. Ob Herz, Solarplexus, Kopf oder Bauch – entscheidend ist der stimmige Kontakt in beiden Händen, das sich ausbreitende Wohlgefühl.

Mehrschichtige Themen

Denken Sie immer daran: Das »reine Bewusstsein« schaltet und waltet und weiß, was zu tun ist. Sie müssen nur oft genug die entscheidende Hilfestellung geben, alles andere liegt nicht in Ihrer Hand. Manche Themen sind eben etwas umfangreicher und mehrfach geschichtet; das bedeutet jedoch nicht, dass die Anwendung dadurch schwieriger werden würde. Die Schwere einer Erkrankung gibt uns nicht vor, dass wir als Anwender die Absicht besonders intensiv formulieren müssten. Ob eine Sitzung nun fünf Minuten dauert oder eine ganze Stunde – alles bleibt gleich, nur das Thema und die Formulierung der Absicht ändern sich.

Geben Sie Ihrem Partner und sich selbst genügend Zeit, um wieder ins Lot zu kommen. Vor allem, wenn sich tiefe Entspannung oder auch Müdigkeit eingestellt haben. Das ist »reines Bewusstsein« mit seiner heilenden Gegenwart. Gönnen Sie dem Bewusstsein und sich die benötigte physiologische Ruhe, auch wenn es scheint, als sei nichts geschehen.

Müdigkeit als Reaktion gibt uns Hinweise auf tiefgreifende Prozesse. Hierbei ist es wichtig zu wissen, dass nur das Großhirn schlafen muss. Im Schlaf erhält die Seele die Möglichkeit, die mitunter doch umfangreichen Eindrücke und die enorme Informationsflut ohne ständiges Einwirken des Verstands zu verarbeiten. Während das Großhirn schläft, also das Wachbewusstsein ausgeschaltet ist, finden weiterhin Reparatur- und Regenerationsarbeiten im physischen Körper statt.

Bewährte Vorgehensweisen bei gesundheitlichen Themen

Die Vorgehensweise bei einer Matrix-Inform-Anwendung ist immer ähnlich, egal, ob es sich bei dem Thema, das behandelt werden soll, um Kopfschmerzen, Verletzungen nach Stürzen oder andere körperliche Traumata, um psychische Probleme oder chronische Beschwerden handelt. Wir haben für Sie bewährte Vorgehensweisen zu drei gesundheitlichen Problemen – Bluthochdruck, akute Schmerzen und chronische Beschwerden – zusammengefasst.

Stress wird in den meisten Fällen durch Anspannung signalisiert – Anspannung auf allen Ebenen, körperlich, mental und emotional.

Bluthochdruck

Bei rund 60 Prozent aller Bluthochdruckerkrankungen kann die Medizin keine Ursachen finden oder nachweisen. Diese liegen dann vermutlich im psychosomatischen Bereich. Im Wort »Bluthochdruck« steckt das Wort »Druck«, ein Begriff aus der Physik. Druck entsteht, wenn Energie sich staut, also nicht fließen kann.

Denken Sie an einen Kochtopf: Das kalte Wasser darin wird erhitzt, mit zunehmender Erwärmung entsteht im Topf Druck. Um diesen abzubauen, haben Sie zwei Möglichkeiten: Entweder entfernen Sie den Deckel und lassen den Druck entweichen oder Sie schalten den Herd ab und reduzieren damit die Energiezufuhr.

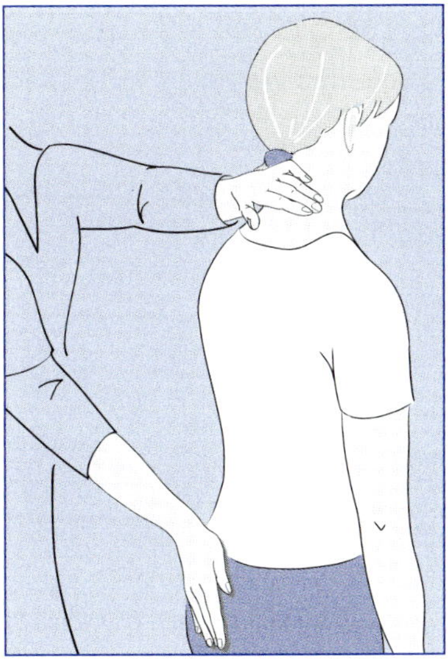

In vielen Fällen lässt sich Bluthochdruck auf Stress zurückführen. In obigem Beispiel wäre dies der Herd, die Energiezufuhr. Wenn Sie die Ursachen für den Stress kennen, sollten Sie entsprechende Gegenmaßnahmen ergreifen. Doch wie so oft lässt sich dies nicht immer so einfach umsetzen; häufig sind auch die Stressauslöser nicht klar greifbar. Bei Matrix Inform müssen wir den oder die Auslöser nicht kennen und wählen deshalb einen einfachen Weg.

Suchen Sie sich zwei Punkte an Ihrem Körper oder am Körper des Klienten.

- Legen Sie eine Hand in den Nacken, die zweite Hand ans Ende der Wirbelsäule (siehe Bild oben).
- Ihre Absicht lautet: »Entspannung auf allen Ebenen«.
- Lassen Sie nun kurzzeitig den Verstand ruhen, um die Energie in Bewegung zu setzen.

Suchen Sie sich als Nächstes wieder einen Punkt und legen Sie eine Hand auf. Formulieren Sie die Absicht:

- »Blutdruck harmonisieren«, scannen Sie den zweiten Punkt und lassen Sie los.

Zudem können Sie die Umstände angehen, die zu Ihrem Bluthochdruck geführt haben:

- Legen Sie eine Hand auf und formulieren Sie die Absicht: »Umstände ändern« (siehe S. 136, Bild 1).
- Scannen Sie anschließend den zweiten Punkt und lassen Sie mental los (siehe S. 136, Bild 2).

Matrix Inform ersetzt keinen Arzt oder Heilpraktiker, denn Matrix Inform behandelt keine Krankheiten oder Symptome. Es geht nur um die Transformation verdichteter Energiefelder. Lösen sich dadurch Krankheiten und Symptome auf, so ist dies ein positiver Nebeneffekt.

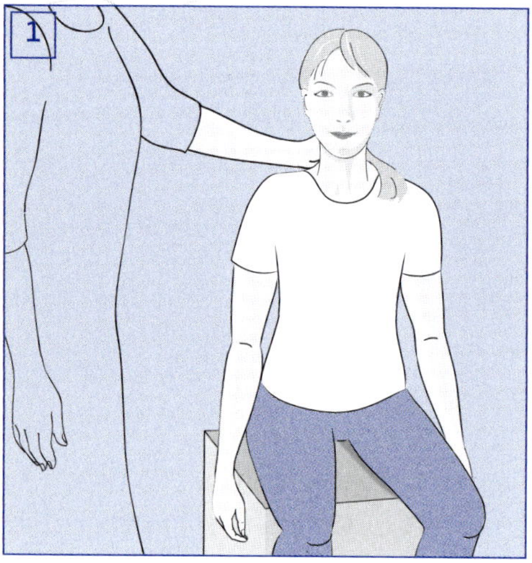

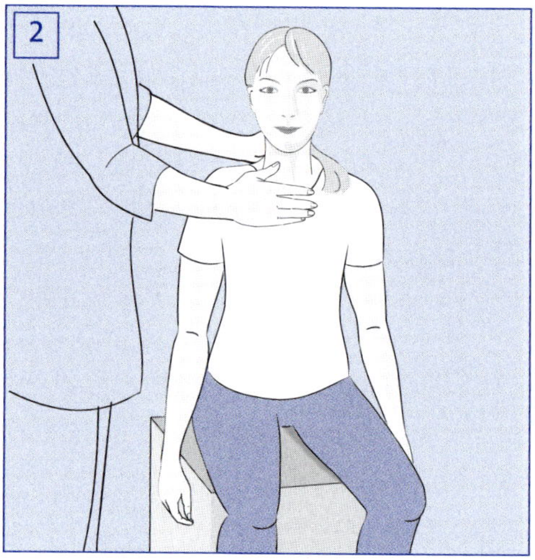

Sie können auch die Umstände behandeln, die zu Ihrem Bluthochdruck geführt haben.

Bei dieser Vorgehensweise wird deutlich, wie schwierig es sein kann, die Absicht klar zu formulieren. Beispielsweise wissen Sie nicht, welche Umstände genau zu ändern sind, Sie können diese also auch nicht formulieren. Da Sie die Umstände aber ansprechen, werden auch genau diese geändert. Ob Sie sie kennen oder nicht, spielt keine Rolle. Haben Sie Vertrauen in die Höhere Instanz, die genau weiß, was zu tun ist.

Führen Sie die Matrix-Inform-Anwendung so lange täglich durch, bis alles wieder im Lot ist. In Rücksprache mit Ihrem Hausarzt können Sie so möglicherweise die Dosis Ihrer Blutdruckmedikamente reduzieren.

Erwarten Sie nicht, dass sich von einem Tag auf den anderen etwas ändert. Sowohl die Umstände als auch die Reaktion Ihres Körpers sind nicht an einem Tag entstanden, sondern haben sich wahrscheinlich über einen längeren Zeitraum, meist über Jahre hinweg aufgebaut. Ihr Organismus regelt sich aber wieder in sein natürliches Verhalten ein.

Schmerzen verschiedener Art

Schmerzen sind zwar manchmal sehr unangenehm, für uns aber dennoch sehr wichtig. Denn Schmerzen sind ein Zeichen des physischen Körpers, dass etwas nicht in Ordnung ist, gewissermaßen eine rote Warnlampe, die unser Organismus eingeschaltet hat. Wenn in Ihrem Auto eine rote Lampe aufleuchtet, kleben Sie auch kein Pflaster darauf, um das Signal nicht mehr zu sehen, Sie trennen auch nicht das Kabel durch. Sie gehen zu einem Experten, um die Ursache klären und beheben zu lassen.

Schmerzmittel sind ein solches Pflaster. Sie können zwar kurzzeitig ein probates Mittel sein, sollten aber auf keinen Fall als Dauerlösung zum Einsatz kommen. In erster Linie müssen die Schmerzen abgeklärt werden.

Auf einfache Weise können Sie die Schmerzen aber auch mit Matrix Inform angehen: Dafür verbinden Sie die Energiewelle mit Macht- und Schaltwörtern oder Befehlen.

In Krankheiten oder auch Symptomen wie körperlichen Fehlstellungen drücken sich nicht harmonisch fließende Informationen und verdichtete Energiefelder aus.

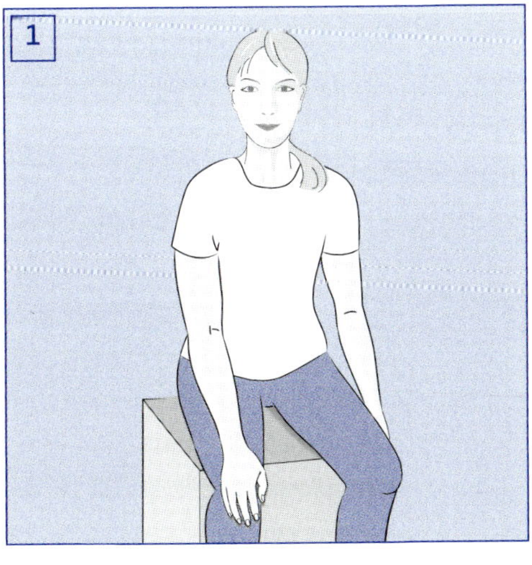

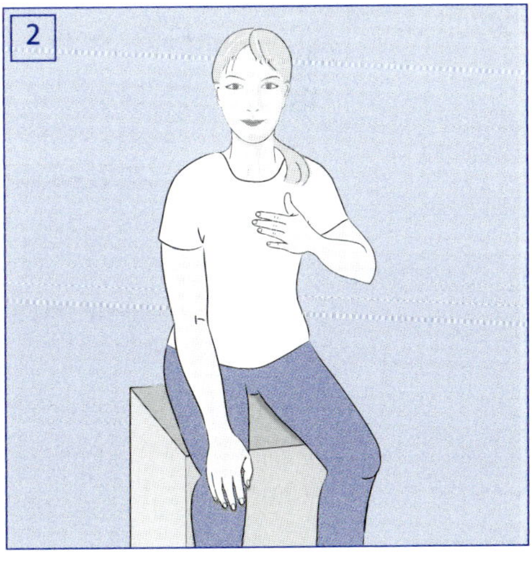

Legen Sie eine Hand auf die schmerzende Stelle am Körper (siehe S. 137, Bild 1), scannen Sie einen zweiten Punkt (siehe S. 137, Bild 2) und formulieren Sie die Absicht: »Schmerz weg!« Lassen Sie anschließend mental los.

Mit dem Einsetzen der Energie, der »Welle«, können Sie die Hände von den beiden Scanpunkten nehmen. Beobachten Sie, was passiert. Was macht der Schmerz? Verändert er sich in der Intensität oder verschwindet er? Ist er weg, haben Sie eine perfekte »Welle« generiert. Herzlichen Glückwunsch! Mit einem solchen direkten Erfolg steigt das Vertrauen in die Matrix-Inform-Anwendung.

Verändert sich der Schmerz in der Intensität, sollten Sie etwas abwarten, ob er sich noch weiter reduziert, bevor Sie gegebenenfalls eine weitere »Welle« mit der gleichen Absicht auslösen.

Wenn sich der Schmerz verlagert

Ein Schmerz, der wandert, ist ein eindeutiges Zeichen für ein zugrunde liegendes Thema.

Manchmal kommt es vor, dass sich der Schmerz verlagert. Dies ist ein deutliches Zeichen dafür, dass er durch ein Thema ausgelöst wird. Gehen Sie in diesem Fall folgendermaßen vor:

- Legen Sie eine Hand auf die nun schmerzende Körperstelle.
- Scannen Sie den zweiten Punkt und legen Sie die zweite Hand hier auf.
- Formulieren Sie die Absicht: »auslösendes Thema weg«.
- Lassen Sie mental los.
- Warten Sie etwas und wiederholen Sie den Vorgang gegebenenfalls wie oben beschrieben.

Es gibt jedoch auch Umstände, bei denen mit dieser sehr schnellen und ausgesprochen wirkungsvollen Vorgehensweise dennoch kein

Erfolg zu erzielen ist. Stellen Sie in diesen Fällen offene Fragen wie etwa die folgenden:

- Was könnte hierbei hilfreich sein?
- Welches Problem ist die Ursache?
- Was muss sich ändern, damit der Schmerz verschwindet?
- Wer kann hierbei helfen?
- Was kann hierbei hilfreich sein?

Das weitere Vorgehen kennen Sie schon:

- Legen Sie eine Hand auf der schmerzenden Stelle auf und scannen Sie den zweiten Punkt.
- Stellen Sie eine offene Frage. Intuitiv erhalten Sie eine Antwort.

Alle energetischen Einflüsse sind derart individuell, dass kein Fall einem anderen gleicht.

Diese Vorgehensweise ist zwar einfach, muss aber dennoch geübt werden. Doch sobald Sie eine Antwort erhalten – das kann ein Gedanke, ein Gefühl, ein Bild, eine Reaktion oder etwas völlig anderes sein –, lassen Sie mental los. Die in der Antwort liegende Energie veranlasst eine Transformation.

Hinterfragen Sie die intuitiv erhaltene Antwort nicht, sonst sind Sie unmittelbar »im Kopf«, arbeiten also mit dem Verstand und verhindern die Transformation. Der Verstand kann eine Antwort in der Regel nicht zuordnen; er kennt die Zusammenhänge nicht und blockiert das Geschehen. Nach einer erfolgreichen Transformation können Sie natürlich schon darüber nachdenken; in vielen Fällen ist dies allerdings wenig sinnvoll, es wird damit nur das Ego befriedigt. Auch lassen sich aus den Antworten keine Regeln und Strukturen ableiten.

Bei chronischen Schmerzen

Chronische Schmerzen haben oft ein Schmerzgedächtnis gebildet – eine sich immer wiederholende Routine, ein ewiger Kreislauf. Wenn sich ein chronischer Schmerz durch die bereits beschriebenen Möglichkeiten einer Matrix-Inform-Anwendung nicht ändert, sollten Sie das Schmerzgedächtnis löschen:

- Legen Sie die Hand auf die schmerzende Körperstelle.
- Scannen Sie einen zweiten Punkt und formulieren Sie die Absicht: »Schmerzgedächtnis löschen«.
- Lassen Sie mental los.
- Warten Sie ab, was geschieht.

Aber bitte mit Sahne!

Mit Matrix Inform zum Wohlfühlgewicht

Deutschland war und ist in vielen Dingen mit wahrer Meisterschaft gesegnet. Glaubt man den aktuellen Statistiken, dann sind wir Deutschen im Moment auch Europameister in Sachen Übergewicht. Was diese Statistik für die Gesundheitspolitiker bedeutet, lässt sich möglicherweise in neuen Diätkampagnen erkennen, die zur eigenen Profilierung auf den Plan gerufen werden. Aber noch viel wichtiger ist, was das für den Einzelnen bedeutet: in der Regel Frust und immer wieder Frust.

Dabei initiierten auch die Krankenkassen unterstützte Abnehmprogramme, ebenso mangelt es nicht an guten Ratschlägen von erfahrenen Medizinern und anderen Ernährungsexperten in zahlreichen Sach- und Fachbüchern.

Unter einem Wohlfühlgewicht verstehen viele, schlank zu sein, doch hat sich wohlfühlen viel mit einem positiven Ich-Bewusstsein zu tun und weniger mit dem Körpergewicht.

Bikinifigur und Waschbrettbauch

Man sollte also annehmen können, dass diejenigen, die sich über ihre überflüssigen Fettzellen und das zu hohe Gewicht beschweren, genug darüber wissen, was zu tun ist, um den »Feind im eigenen Körper« – die überflüssigen Fettzellen – loszuwerden. Dann könnte alles so schön sein, und jeder Mensch, wenn er nur will, schlank und glücklich mit der angestrebten »Bikinifigur« oder dem »Waschbrettbauch« werden.

Doch die Realität sieht anders aus: Frust auf der ganzen Linie. Die immer wiederkehrende und endlich nach einer definitiven Antwort suchende Frage lautet: Was hilft wie und dauerhaft? Wir möchten Sie motivieren, einen Versuch zu unternehmen, aus dem frustrierenden Teufelskreis der Abnehmfalle auszubrechen.

Ihre Lebensweise entscheidet maßgeblich darüber, welche Qualität Ihr Leben hat. Sie haben also die Wahl – und es geht nicht darum, dass wir als Autoren Ihnen gedanklich den perfekten Körper aufdrängen wollen.

Unser Ansatz heißt auch hier Matrix Inform. Sie finden Ihren Weg mithilfe der Quantenwelt. Und dort gibt es weder Essen noch Kalorien, weder Dicke und Dünne, keine Erbsen und Möhren, kein Obst und keine Würstchen. Hier gibt es nur Energie, Atome und viel NICHTS. »Klar«, werden Sie jetzt möglicherweise sagen, »das kenne ich alles schon: kaum etwas auf dem Teller, das aber sehr übersichtlich angeordnet. Und ich habe andauernd Hunger. Nein, so etwas möchte ich nicht!«

Sie haben völlig recht – wir möchten das auch nicht und versprechen Ihnen: Alles wird anders sein als das, was Sie bislang zum Thema »Abnehmen« gehört oder erlebt haben. Sie können sich mit uns auf eine Reise in die Tiefen Ihrer Psyche begeben und ein paar Tipps erhalten, wie Sie durch einfache Ernährungstricks die Fettdepots Ihres Körpers reduzieren.

Sie entscheiden

Durch unsere Arbeit in den Seminaren sehen wir, wie einfach es ist, mit Matrix Inform erfolgreich zu sein. Wir wollen Ihnen Informationen an die Hand geben, die Sie benötigen, um Ihr Leben entsprechend zu verändern. Sie müssen nur begreifen, wie Sie den Prozess der Veränderung initiieren – wenn Sie dazu bereit sind.

Sie entscheiden darüber, wie Sie sich Ihren Körper in dem möglichen Rahmen gestalten wollen. Sie sollten dabei in sich die Vorstellung reifen lassen, dass nicht andere die Norm für Ihr Aussehen setzen, sondern Sie selbst.

Der Weg zum Schlanksein ist kein Weg, auf dem Sie Höllenqualen leiden und sich selbst kasteien müssen. Und Sie haben die wundervolle Möglichkeit, sich für diesen Weg zu entscheiden – wenn Sie wollen. Sie können Ihre Krise mit Ihren Essstörungen aller Art nämlich auch als Chance für einen Neuanfang begreifen.

Nicht alle Teilnehmer der Testgruppe haben ihr Körpergewicht reduziert, doch der jeweilige körperliche Ausdruck durch deutliche Reduzierung von Bauch- und Hüftumfang und die verbesserten Blutwerte waren klare Zeichen eines größeren Wohlbefindens.

Erfahrungsbericht – Roswitha und das Wohlfühlgewicht

Roswitha ist seit Jahren übergewichtig und hat bereits alles versucht, um ihre überflüssigen Pfunde loszuwerden. Vergeblich! Auf einen Versuch, mit Matrix Inform dieses Thema einmal anders anzugehen, hat sie sich gern eingelassen, denn sie war durch Seminare bereits begeisterte Matrix-Inform-Selbstanwenderin. Und dabei erfuhr sie: Nichts ist unmöglich! Nach Abschluss der Testphase zum Kurs »Wohlfühlgewicht« erreichte uns ihr Brief (siehe nächste Doppelseite).

Roswitha hat sich also auf Matrix Inform verlassen und binnen drei Monaten eine deutliche Gewichtsreduktion erreicht – einzig unter Beachtung des Wohlfühlaspekts. Im Folgenden stellen wir Ihnen einige Techniken – Module – vor, die in diesem Spezialseminar angewendet wurden und die Sie auch für andere Themen problemlos einsetzen können – immer dann nämlich, wenn es etwas zu »regeln« gibt.

Roswithas Brief

Liebe Bärbel, lieber Günter, lieber Wolf,

gern schreibe ich euch einige Zeilen über meine Erfahrungen als Testkandidatin des Seminars »Zum Wohlfühlgewicht durch Quantenbewusstsein«.

Über Fasching 2010 hatte ich die wundervollen Matrix-Inform-Seminare Level I + II am Heede-Institut besucht und so auch Günter und Bärbel Heede kennengelernt. Am Ende des Seminars erwähnte Günter, dass an einem neuen Seminar zu dem Thema »Wohlfühlgewicht« gearbeitet wird. Der Gedanke, mit der Leichtigkeit der Matrixenergie eine Unterstützung beim Thema »Gewicht« zu erhalten, war einfach wundervoll, und als Bärbel mich fragte, ob ich nicht als Testkandidatin mitwirken wollte, nahm ich das Angebot gern an!

Das Seminar begann an einem Wochenende Anfang April 2010. Günter Heede und Dr. med. Wolf Schriewersmann leiteten die Übungen mit viel Spaß, Humor und Herz und vermittelten dabei auch das Hintergrundwissen. Das Gelernte und Gehörte war für mich zwar sehr schlüssig, aber in meinem Inneren habe ich eigentlich nicht an einen Erfolg – in meinem Fall eine Gewichtsreduktion – geglaubt. Dazu habe ich einfach eine viel zu lange und gescheiterte »Diätkarriere« hinter mir. Ich genoss also die Energiearbeit und die Gruppe an diesem Wochenende und war bereit, die Auflagen des Testseminars zu erfüllen. Nämlich keine Diät zu machen, auch nicht mehr Sport zu treiben als sonst und die gezeigten Übungen zu absolvieren, was nur einen minimalen täglichen Zeitaufwand bedeutete. Diese Auflagen kamen meinem Lebensstil sehr entgegen, doch waren sie so leicht zu erfüllen, dass ich noch mehr Zweifel am Erfolg der Methode hegte. Das Ganze wurde zusätzlich von Blutuntersuchungen begleitet. Einige meiner Blutwerte lagen zum Start des Seminars außerhalb der medizinischen Norm, was mich jedoch nicht sehr verwunderte. Ich startete also ohne irgendeine Erfolgserwartung in meinen normalen Alltag. Schnell merkte ich jedoch, dass sich bei mir aufgrund der Energiearbeit einiges verändert hatte. Ich aß mehr, aber plötzlich anders! Fleisch mochte ich vorher nie sonderlich – doch plötzlich aß ich es mit Lust.

Dafür war mein täglicher Heißhunger auf Süßigkeiten weg. Vorher bestand meine Ernährung aus vielen kleinen Portionen, die ich über den Tag verteilt hatte. Jetzt esse ich mich dreimal am Tag richtig satt, dabei entspricht jede Mahlzeit hinsichtlich der Menge eigentlich einer Hauptmahlzeit. Allerdings mit einer anderen Zusammensetzung der Nahrungsmittel, die sich wie von selbst ergab. Das Einzige, was ich durch die Erklärungen von Dr. Schriewersmann bewusst geändert habe, war der Umstieg von Apfelsaftschorle auf stilles Wasser.

Am 1. Mai 2010 hat sich dann die Testgruppe wieder getroffen. Wir tauschten unsere Erfahrungen aus; das Ergebnis der Gruppe hat – sowohl auf der Waage als auch mit dem Maßband – alle Erwartungen übertroffen. Von da an hatte ich keine Zweifel mehr am Erfolg von Matrix Inform in Bezug auf eine Gewichtsänderung. Voller Motivation, Eifer und Freude startete ich danach wieder in den Alltag und dachte nur noch ans Abnehmen. Da geschah plötzlich etwas Seltsames: Ich nahm wieder zu! Sofort tauchten wieder Zweifel auf. Doch was war geschehen? Ich war in mein altes Schema verfallen und lebte wieder eine Art von Diät. Ich hatte wieder angefangen zu hungern und dabei nicht mehr auf meine natürlichen Bedürfnisse geachtet. Ich habe dann nochmals ganz gezielt mit den gelernten Übungen an mir gearbeitet und eine große Portion Vertrauen in die Waagschale geworfen. Nach einigen Tagen konnte ich wieder auf die natürlichen Bedürfnisse meines Körpers hören und diesen folgen.

Am 31. Juli 2010 hielt ich meinen Erfolg schriftlich fest: 7 Kilogramm Gewichtsabnahme und eine Bauchumfangsreduktion von 20 Zentimetern. Anmerken möchte ich auch noch, dass sich meine Blutwerte – die nochmals zum 1. Mai und 31. Juli 2010 kontrolliert wurden – nun fast alle im Normbereich befinden.

Ich habe nicht nur meine Optik, meine Gesundheit und mein Selbstvertrauen verbessert, sondern meinem Leben auch noch eine Portion Leichtigkeit und Lebensfreude hinzugefügt.

Herzliche Grüße,
Roswitha

Das Modul »Schieberegler«

Schieberegler kennen wir aus der Technik. Mit ihnen lässt sich etwas regeln – beispielsweise die Lautstärke an einem Radio. Bei den Anwendungen von Matrix Inform nutzen wir Schieberegler mit einer Skala von 0 bis 10.

Dabei stellt 10 die maximale Leistung oder Aktivität dar.

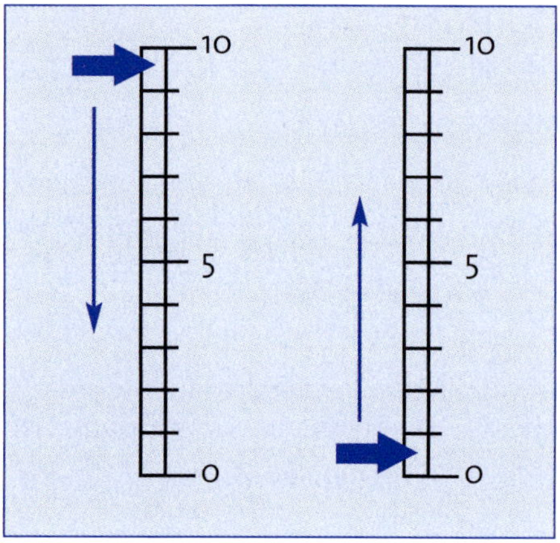

Das Modul »Schieberegler« ist universell einsetzbar, vor allem dort, wo Prozesse verstärkt oder reduziert werden sollen. Ihrem kreativen Geist sind dabei keine Grenzen gesetzt.

Die vorgestellten Module lassen sich kreativ auf alle Themen und Lebensbereiche anwenden.

Den Heißhunger reduzieren

Ihre Absicht für diese Anwendung lautet: »Heißhunger reduzieren«. Nun läuft wieder alles nach der Matrix-Inform-Methode ab:

- Sie suchen sich Ihren ersten Punkt am Körper (siehe S. 147, Bild 1).
- Stellen Sie sich einen Schieberegler vor, bei dem die Einstellung 10 die maximale Größe ist. Schieben Sie den Regler im Geist langsam von 10 auf 0 und atmen Sie dabei aus (siehe S. 147, Bild 2). Mit dem Einsetzen einer wahrnehmbaren Energie in Form einer »Welle« (Kribbeln, Wärme, Kälte, Zittern, Lachen, Weinen oder Umfallen) können Sie Ihre Hände vom Körper lösen. Die Energie beginnt zu fließen, das Programm »Heißhunger« wird transformiert.

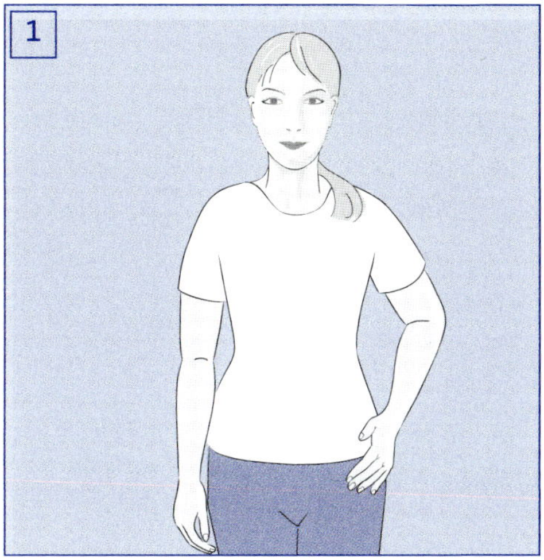

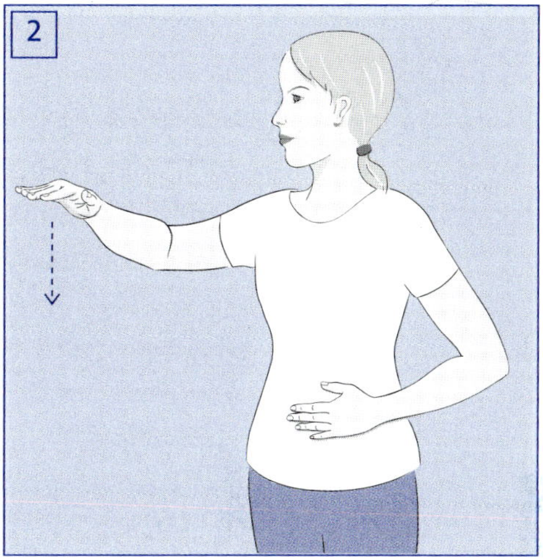

Machen Sie die Übung »Heißhunger reduzieren« mithilfe des Moduls »Schieberegler« immer dann, wenn Sie ein plötzliches Heißhungergefühl überkommt.

Bei den vorgestellten Übungen geht es um eine Neuprogrammierung. Manche Übungen müssen eine Zeit lang täglich wiederholt werden.

Das Sättigungsgefühl anheben

Wer satt ist oder das Gefühl hat, satt zu sein, sucht nicht nach Essen und isst automatisch weniger. Sattsein ist ein natürliches Gefühl, das bei Essstörungen entweder nicht mehr oder nur verzerrt wahrgenommen wird. Die nachfolgende Übung hilft Ihnen dabei, sich dieses Gefühls wieder bewusst zu werden und die Kontrolle über die Nahrungszufuhr zurückzuerlangen.

Ihre Absicht für diese Anwendung lautet: »Sättigungsgefühl anheben«. Und so geht es weiter:

- Suchen Sie sich Ihren ersten Punkt am Körper.
- Scannen Sie den Körper und suchen Sie einen zweiten Punkt für die andere Hand.

Beim gedanklichen Schieben des Reglers atmen Sie jeweils aus.

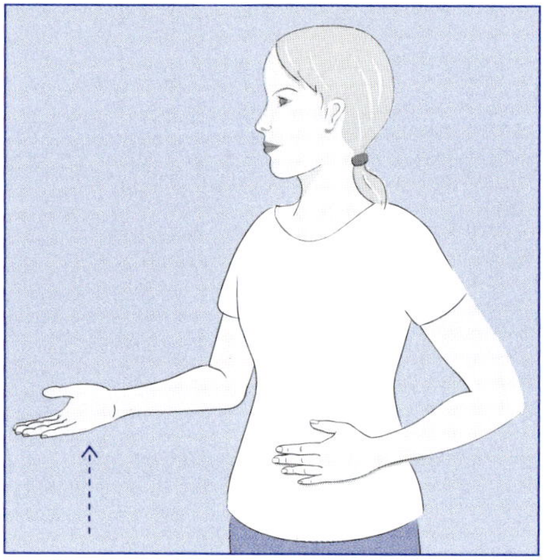

▸ Stellen Sie sich nun wieder den Schieberegler vor, bei dem die Einstellung 10 die maximale Größe ist. Schieben Sie den Regler gedanklich langsam von 0 auf 10 und atmen Sie dabei aus (siehe Bild rechts). Mit dem Einsetzen einer wahrnehmbaren Energie in Form einer »Welle« können Sie Ihre Hände vom Körper lösen. Die Energie beginnt zu fließen, das Programm »Sättigungsgefühl« wird transformiert.

»Liebe geht durch den Magen« sagt ein altes Sprichwort. Doch damit kommt auch zum Ausdruck, dass Essen eine Ersatzhandlung für mangelnde (Selbst-) Liebe sein kann.

Machen Sie die Übung »Sättigungsgefühl anheben« mithilfe des Moduls »Schieberegler« immer wieder einmal, beispielsweise vor dem Essen oder auch zwischendurch. Ihr Organismus und die Schaltzentrale im Gehirn, die für das Ausschütten von Botenstoffen zur Erzeugung des Hunger- bzw. Sättigungsgefühls verantwortlich ist, stellen sich um. Sie werden schneller satt und haben länger das Gefühl, satt zu sein.

Wir empfehlen, die Absicht »Heißhunger reduzieren« mit der Absicht »Sättigungsgefühl anheben« zu kombinieren, da Sie dann eine viel intensivere Wirkung erzielen.

Die Fettverbrennung aktivieren

Fettzellen sind Energiedepots. Alles, was nicht direkt für den Stoffwechsel benötigt wird, lagert der Organismus als Reserve ein. Dies

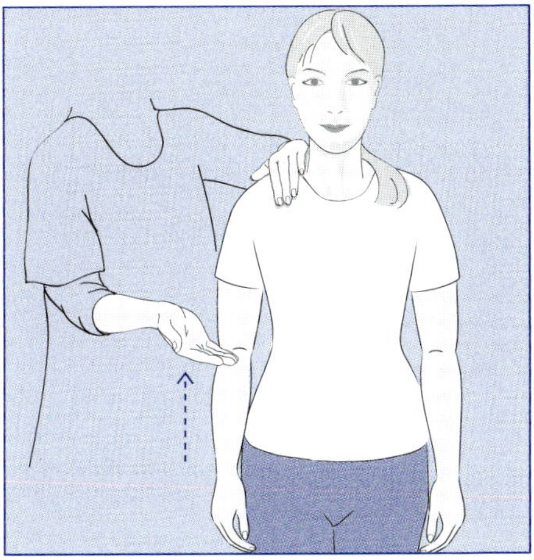

ist ein Überlebensprogramm aus früheren Zeiten, als unsere Vorfahren noch Mammuts erlegen mussten und nicht einfach in den Supermarkt um die Ecke gehen konnten, um ihre – noch nicht vorhandenen – Kühlschränke zu füllen. Die in den Fettzellen gespeicherte Energie lässt sich am leichtesten durch muskuläre Aktivität in Form von Bewegung und Sport verbrennen.

Die Übungen zum Modul »Schieberegler« können Sie in der Selbstanwendung oder mit einem Partner durchführen.

Um die Fettverbrennung anzukurbeln, kombinieren Sie wieder zwei Absichten – »Fettverbrennung aktivieren« und »Sauerstoffaufnahme aktivieren« –, denn auch Sauerstoff fördert die Fettverbrennung. Wenden Sie wie immer die Zwei-Punkt-Methode an:

- Ihre Absicht lautet: »Fettverbrennung aktivieren«.
- Suchen Sie sich den ersten Punkt am Körper.
- Scannen Sie mit der zweiten Hand den Körper und finden Sie einen zweiten Punkt.
- Stellen Sie sich nun einen Schieberegler vor, der auf 0 steht.
- Schieben Sie den Regler gedanklich langsam von 0 auf 10 und atmen Sie dabei aus (siehe Bild oben).
- Mit dem Einsetzen einer wahrnehmbaren Energie in Form einer »Welle« (Kribbeln, Wärme, Kälte, Zittern, Lachen, Weinen oder Umfallen) können Sie Ihre Hände vom Körper lösen. Die Energie beginnt zu fließen, und das Programm »Fettverbrennung« wird aktiviert.

Die Sauerstoffaufnahme aktivieren

Wie bereits erwähnt (siehe S. 149), fördert auch Sauerstoff die Fettverbrennung. Bekommt der Körper ausreichend Sauerstoff, greift er zur Bereitstellung von Energie eher auf die Fett- als auf die Kohlenhydratdepots zurück.

- Ihre Absicht lautet: »Sauerstoffaufnahme aktivieren«.
- Suchen Sie sich den ersten Punkt am Körper.
- Scannen Sie mit der zweiten Hand den Körper bzw. das Energiefeld, um den zweiten Punkt zu finden.
- Stellen Sie sich wieder einen Schieberegler vor, der auf 0 steht.
- Schieben Sie den Regler gedanklich langsam von 0 auf 10 und atmen Sie dabei aus.
- Mit dem Einsetzen einer wahrnehmbaren Energie in Form einer »Welle« (Kribbeln, Wärme, Kälte, Zittern, Lachen, Weinen oder Umfallen) können Sie Ihre Hände vom Körper lösen. Die Energie beginnt zu fließen, und das Programm »Sauerstoffaufnahme« wird aktiviert.

Machen Sie diese Übung auch nach einem Essen und zwischen den Mahlzeiten.

Ohne Sauerstoff können wir nur wenige Minuten überleben. Sauerstoff ist unser wichtigstes Lebenselixier.

Den Wasserhaushalt optimieren

Der menschliche Organismus besteht je nach Organ und individuellem Lebensalter zu einem Großteil aus Wasser. Im Durchschnitt sind dies aber doch mindestens 70 Prozent – eine ziemlich große Menge Flüssigkeit.

Um unseren Wasserhaushalt in Ordnung zu halten, müssen wir pro Tag eine gewisse Menge Wasser trinken, nach einer Faustregel etwa 30 Milliliter Wasser pro Kilogramm Körpergewicht. Wer viel frisches Obst und rohes Gemüse isst, braucht etwas weniger Wasser. Wasseranteile in der täglichen Nahrung zählen nicht, da diese bereits von anderen Stoffen gebunden sind und nicht als freies Wasser zur Verfügung stehen.

Das bedeutet, dass ein 50 Kilogramm schwerer Mensch 1,5 Liter pro Tag trinken sollte, ein 100 Kilogramm schwerer sollte 3 Liter Wasser täglich zu sich nehmen. Auf die darauf meist folgende Reaktion: »Das schaffe ich nicht!« antworten wir nur: »Müssen Sie aber – alles reine Trainingssache!«

Bei allem, was Sie mit Matrix Inform tun, zählt immer eines: Ihre Absicht.

Das Wasser sollte ungebunden sein und darf keinerlei Zusätze enthalten. Kohlensäure oder Apfelsaft sind demnach nicht erlaubt. Wenn Sie diese Menge regelmäßig zu sich nehmen, stabilisiert sich Ihr Wasserhaushalt im Laufe der Zeit. Und damit Sie das auch wirklich schaffen, geben wir Ihnen noch eine kleine Übung zur Optimierung Ihres Wasserhaushalts an die Hand.

- Ihre Absicht lautet: »Wasserhaushalt optimieren«.
- Suchen Sie sich den ersten Punkt am Körper.
- Scannen Sie mit der zweiten Hand den Körper bzw. das Energiefeld, um den zweiten Punkt zu finden.
- Stellen Sie sich anschließend wieder einen Schieberegler vor, der entweder auf 0 steht, wenn Sie bislang kein reines Wasser getrunken haben, oder auf 4, wenn Sie bislang zu wenig Wasser getrunken haben.
- Schieben Sie den Regler gedanklich langsam von 0 auf 10 und atmen Sie dabei aus.
- Mit dem Einsetzen einer wahrnehmbaren Energie in Form einer »Welle« können Sie Ihre Hände dann vom Körper lösen. Die Ener-

gie beginnt zu fließen, und das Programm »Wasserhaushalt« wird aktiviert.

Eine mögliche Reaktion in den nächsten Stunden und Tagen kann sein, dass Sie plötzlich Durst bekommen. Bitte stillen Sie diesen Durst mit klarem und reinem Wasser, um Ihr allmählich wieder entstehendes natürliches Durstgefühl zu fördern. Unter reinem Wasser verstehen wir Wasser, das regulärem Leitungswasser entspricht und keinerlei Zusätze – auch keine Kohlensäure – enthält. Fruchtsäfte, Kaffee und sonstige Getränke zählen nicht zu den Flüssigkeiten, die in diese Bilanz einzurechnen sind.

Blick nach vorn

Eine neue Realität gestalten

So wie sich Ihre heutige Lebenssituation darstellt, haben Sie sie sich selbst erschaffen. Wenn Sie diese Aussage akzeptieren, haben Sie erkannt, dass es einzig und allein in Ihrer eigenen Verantwortung liegt, wie Sie leben. Sind Sie bereit, die Verantwortung dafür zu übernehmen?
Indem Sie das Jetzt akzeptieren, haben Sie einen entscheidenden Schritt in Richtung einer selbstbestimmten und aus Ihrer Sicht besseren Zukunft getan.

Die Vergangenheit ist der Speicher all unserer Erfahrungen, Erlebnisse und Kenntnisse. Bewusst oder unbewusst wurden viele Millionen Schwingungen in unser Energiekleid gewoben. Von überflüssigen Schwingungen können Sie sich durch Transformation befreien.

Vergangenheit bewältigen und loslassen

Die Vergangenheit ist der Speicher unserer Erlebnisse und Erfahrungen. Sie beinhaltet die Erinnerung an viele schöne Stunden und Lebenssituationen ebenso wie die an weniger schöne Situationen, die uns jedoch einschneidende Erkenntnisse brachten und unseren Alltag nachhaltig beeinflussten. So sind in jedem menschlichen Energiekleid auch Konflikte und Traumata gespeichert – Konflikte mit uns selbst, mit anderen Menschen oder mit Institutionen.

Gerd und die Wut im Unterbewusstsein

Gerd haderte seit seiner Jugend mit sich, weil er sich in einer für ihn sehr wichtigen Angelegenheit seinem damaligen Chef gegenüber nicht durchgesetzt hatte. Sein Chef ließ ihn nur selten pünktlich in den Feierabend gehen, auch wenn er wusste, dass Gerd z. B. einen wichtigen Sporttermin hatte; einmal sollte sich dort für Gerd entscheiden, ob er in den Semiprofibereich wechseln könnte. Da Gerd bei dieser Veranstaltung nicht anwesend war, konnte er diese Chance nicht nutzen, und aus der Sportkarriere wurde nichts.

Daraus entwickelte sich für Gerd schließlich ein schwerer innerer Konflikt: Seiner Meinung nach hatte er im entscheidenden Moment versagt und nicht den Mut gehabt, seinem inneren Wunsch zu folgen. Die Angst vor den möglichen Folgen, hätte er ohne Erlaubnis seines Chefs den Arbeitsplatz verlassen, bereiteten ihm seit nun fast 30 Jahren Probleme – obwohl diese spezielle Stresssituation mit dem Chef gar nicht eingetreten war.

Kein Mensch kann einen anderen heilen. Sie können lediglich Bedingungen schaffen, unter denen die Selbstheilungskräfte eines Menschen zur Wirkung kommen. Heilen kann jeder Mensch nur sich selbst.

Eine ständig schwelende Wut auf sich selbst und die eigene vermeintliche Feigheit hatten sich gegen ihn gerichtet und im Laufe der Zeit eine Autoimmunerkrankung ausgelöst: Sein Körper führte gegen sich selbst einen Krieg, der innere Konflikt spiegelte sich in dieser Erkrankung wider.

Mit Matrix Inform lösten wir diesen inneren Konflikt. Gerd reagierte sehr intensiv auf die Anwendung und fühlte sich im Anschluss daran sofort leichter und befreiter. Zusätzlich führten wir noch eine emotionale Entflechtung zwischen ihm und seinem damaligen Chef durch – ebenfalls mit positiven Folgen. Wie bereits erwähnt, muss bei einer Entflechtung die andere Person nicht anwesend sein oder informiert werden.

Gerds körperliche Schmerzen verschwanden in wenigen Tagen vollständig, und bei einem Treffen einige Wochen später berichtete er, dass er wieder angefangen habe zu joggen, was er jahrelang aufgrund seiner Schmerzen nicht hatte tun können.

Einen alten Konflikt lösen

Wenn auch Sie sich von einem alten Konflikt lösen möchten, führen Sie die folgende Anwendung durch:

- Benennen Sie Ihr Thema, beispielsweise die Krankheit, die Sie kurieren wollen.
- Wählen Sie eine Stelle an Ihrem Körper aus, auf der Sie die erste Hand auflegen.
- Formulieren Sie die Absicht: »Alle im Zusammenhang stehenden Konflikte lösen«.
- Scannen Sie den Körper, um den zweiten Punkt zu finden und eine Verbindung zwischen den Händen herzustellen.
- Lassen Sie mental los. Mit dem Einsetzen der Energiewelle beginnt die Transformation.

Gleichermaßen können Sie mit einem bewussten oder unbewussten Trauma verfahren. Es spielt keine Rolle, ob Sie das Trauma kennen, und es ist ebenfalls unerheblich, ob es sich um ein körperliches oder emotionales Trauma handelt.

Ob bewusste Erlebnisse – z. B. ein Sturz in der Kindheit – oder unbewusste, die die aktuelle Lebenssituation nachhaltig negativ beeinflussen: Mit Matrix Inform können Sie solche abgespeicherten Informationen und Programme durch Transformation unwirksam oder zumindest erträglicher machen. Der Schlüssel dazu ist die formulierte Absicht: »Alle im Zusammenhang stehenden Konflikte oder Traumata lösen«. Lenken Sie Ihr Bewusstsein gezielt auf diese energetischen Verdichtungen.

Viele zwischenmenschliche Beziehungen – zwischen Eltern und Kindern, Schülern und Lehrern, zwischen Geschwistern, zwischen Freunden oder Nachbarn – sind durch vergangene Erlebnisse emotional stark belastet; eine oder mehrere Situationen aus der Vergangenheit schwingen immer mit.

Verzeihen lernen

Alle Gefühle, die Sie hegen, befinden sich als Schwingung in Ihrem emotionalen Körper. Alles, was schwingt, strahlen Sie aus und bringen Vergleichbares in Schwingung, in Resonanz.
Doch was Sie in Resonanz bringen, ziehen Sie auch an. Was wiederum bedeutet: Wenn Sie jemanden hassen, wirkt es sich ausschließlich für Sie und möglicherweise auch nachteilig aus. Die Person, die Sie hassen, bekommt in der Regel wenig bis nichts von Ihren Gefühlen mit, ist also nicht direkt involviert. Doch Sie selbst ziehen permanent Hass in Ihr Leben.
Wer spirituell lebt, lernt zu verzeihen. Und gerade wenn die alten, einmal geschlagenen Wunden auch nach langer Zeit noch nicht verheilt sind – weil Sie immer noch Hass in sich tragen –, wird Verzeihen unmöglich.

Was auch immer die Vergangenheit geprägt hat: Emotionale Belastungen wirken sich nachhaltig auf das gesamte Leben in der Gegenwart aus und beeinflussen auch die Zukunft.

Der Befehl und andere Macht- und Schaltwörter

Im Verlauf dieses Buchs haben wir Sie mit der Energie von Worten vertraut gemacht und Ihnen einige Befehlswörter vorgestellt. Nun geht es ganz praktisch darum, damit Matrix-Inform-Anwendungen durchzuführen.
Die Anwendung mit Wörtern bietet Ihnen oft einen schnellen und direkten Zugang zu einem Thema. Die Vorgehensweise bleibt, wie bei der Zwei-Punkt-Methode (siehe S. 118ff.) beschrieben: Sie denken

an Ihr Thema, oder der Klient nennt oder denkt an sein Thema. Mittels der Zwei-Punkt-Methode stellen wir eine Verbindung her, und mit dem Befehl setzen wir die Transformation in Gang.

Bewegungseinschränkung im Hals-Nacken-Bereich

Als Beispiel wählen wir eine Bewegungseinschränkung im Hals-Nacken-Bereich. Ihr Kopf lässt sich auf einer Seite nicht weit genug drehen, was Sie beim Rückwärtsfahren mit dem Auto behindert.
Ein bei unserem Beispiel möglicher Punkt für die erste Hand könnte Ihr Nacken sein (siehe Bild 1). Scannen Sie Ihren Körper und suchen Sie einen zweiten Punkt für die zweite Hand. Legen Sie die Hand dort auf (siehe Bild 2 und Bild auf S. 158).
Besteht eine Verbindung, sagen oder denken Sie den Befehl: »Bewegen!« Nun gilt es, die Gedankenlücke zu schaffen, d. h. für einen kur-

Bei Bewegungseinschränkungen im Nacken suchen Sie sich Ihren ersten Punkt an dieser Körperstelle.

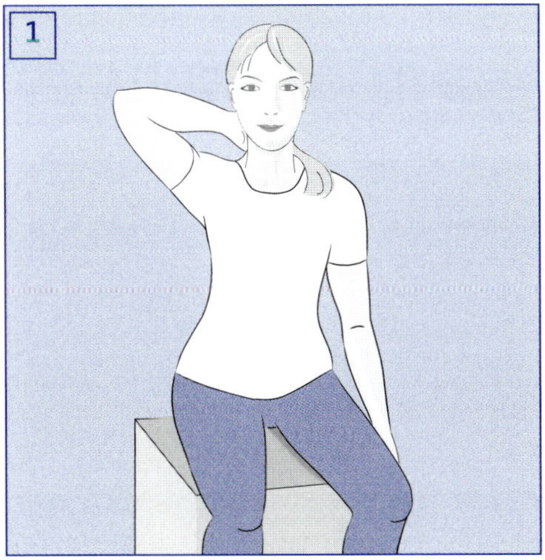

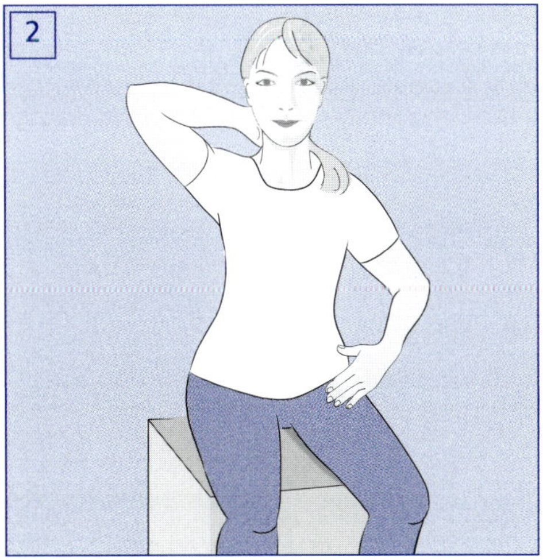

Wo der zweite Punkt am Körper liegt, ist unerheblich. Wichtig ist, dass eine Verbindung zwischen Ihren beiden Händen besteht.

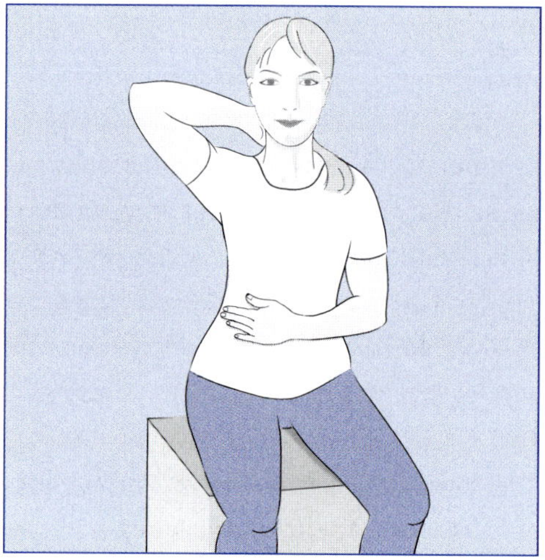

zen Moment nicht zu denken, loszulassen und auf die Reaktion zu warten. Die einsetzende Energiewelle transformiert die verdichteten Strukturen. Dies kann nur wenige Sekunden, aber auch länger dauern. Sie warten das Ende des Prozesses ab.

Dabei müssen Sie das Problem nicht klassifizieren, d. h. die Schmerzen im Nacken nicht z. B. als Bandscheibenvorfall, Stress oder einen anderen pathologischen Prozess benennen. Sie interessiert nur, was der aktuelle Zustand ausdrückt – in diesem Fall »Unbeweglichkeit«. Diese Abweichung vom gesunden Zustand macht eine Korrektur für Sie wünschenswert.

Durch den Befehl aktivieren Sie den Prozess, der Rest wird für Sie erledigt. Sie stoßen den Prozess lediglich an, sonst tun Sie nichts – und es passiert auch nichts mit Ihnen, wenn Sie Matrix Inform für einen anderen Menschen anwenden, zumindest nichts Negatives. Sie ziehen keine Krankheit auf sich. Die Anwendung könnte sich höchstens positiv auf Sie auswirken: Auch Sie verspüren einen Zustand des Wohlbefindens und der Ausgeglichenheit. Schließlich sind Sie durch die räumliche Nähe auch mit Ihrem Klienten verbunden; Sie sind in Resonanz und werden mit angeregt. Je tiefer die Prozesse gelagert sind, desto heftiger können die Reaktionen sein und desto länger können sie anhalten. Der Ausgang bleibt offen.

Mit dem Schaltwort »Entflechten« arbeiten

Emotional entflechten können Sie jede Beziehung – zu Menschen, zu Institutionen, zu den eigenen Kindern oder Eltern, zum Partner. Sobald emotionale Bindungen bestehen, können diese auch entflochten werden. Ziel hierbei ist es, die emotionalen Belastungen zu klären und zu transformieren. Ist das geschehen, gehen Sie bei diesem Menschen oder Thema nicht mehr in Resonanz. In Ihrem Energiekleid entstehen Klarheit und Freiheit.

- Suchen Sie sich mit einer Hand einen Punkt am Körper bei sich selbst oder einem Klienten.
- Formulieren Sie die Absicht, beispielsweise: »Entflechtung zu meiner Mutter«.
- Suchen Sie sich einen zweiten Punkt, der mit dem ersten eine Verbindung hat.
- Lassen Sie mental los.

Durch Entflechtungen entstehen freie und ungetrübte Beziehungen zu unseren Mitmenschen, und zwar sowohl innerhalb als auch außerhalb des Familiengefüges.

Es reicht, wenn Sie die Entflechtung von sich aus zu der anderen Person oder Institution durchführen. Die Gegenseite ist dabei nur indirekt involviert und muss davon keine Kenntnis haben. Die Klärung durch Entflechtung findet nur bei Ihnen und nur in diesem Moment statt – das reicht für eine Klärung der Emotionen. Beobachten Sie in der nächsten Zeit, wie Sie bei Gesprächen oder Kontakten mit den jeweiligen Menschen oder Institutionen reagieren:

- Was hat sich für Sie verändert?
- Wie geht es Ihnen damit?
- Wie verhalten sich die Menschen, nachdem Sie eine Entflechtung vorgenommen haben?

Entflechtungen können Sie auch bei sonst intakten zwischenmenschlichen Beziehungen vornehmen, denn in keiner Beziehung –

egal, ob zwischen Eltern und Kindern oder in einer Partnerschaft – läuft über die Jahre alles immer glatt und ohne Diskussionen ab. Manche Streitereien können allerdings nachhaltige Spuren im Unterbewusstsein hinterlassen.

Sie regen sich beispielsweise über das Fahrverhalten eines anderen Verkehrsteilnehmers auf. Solange Sie sich aufregen, also in dieser Emotion sind, ist es schwierig, sich den auslösenden Momenten zu entziehen. Doch an der nächsten oder übernächsten Ampel, wenn Sie sich wieder beruhigt haben, können Sie die Situation hinterfragen. »Warum habe ich mich eigentlich so aufgeregt? Was kann ich durch dieses Erlebnis lernen?«

Immer wenn Sie in eine Lebenssituation kommen, die Sie emotional fordert oder beeinflusst, ist dies ein Zeichen dafür, dass noch Ungeklärtes in Ihnen schlummert.

Offene Fragen bringen Sie an die Ursachen

Diese Einflüsse schwingen immer im Unterbewusstsein mit. Sie benötigen eine intuitive Antwort, keine Antwort aus dem Verstand. Dann glätten sich die Wogen, und es entsteht Freiraum für alle Beteiligten. Das Vergangene hat keinen Einfluss mehr – auf Sie! Haben Sie die in Ihnen liegenden Muster erkannt, lösen Sie mit der Zwei-Punkt-Methode (siehe S. 118ff.) eine »Welle« aus, um die Energien zu transformieren.

Selbst wenn Sie keine plausible Antwort auf Ihre offenen Fragen erhalten, also keine Zuordnung machen können, warum Sie in solchen Situationen immer emotional reagieren, können Sie eine Transformation einleiten.

- Suchen Sie sich einen Punkt mit einer Hand am Körper.
- Formulieren Sie Ihre Absicht, z. B.: »Das zugrunde liegende Thema für diese Reaktion transformieren«.

- Scannen Sie den Körper und suchen Sie einen zweiten Punkt.
- Lassen Sie mental los.

Beobachten Sie sich, ob Sie zukünftig in vergleichbaren Situationen wieder und in gleicher Art und Weise reagieren, oder ob sich Ihr Verhalten verändert hat.

Mit dieser Vorgehensweise können Sie nach und nach viele in Ihnen schlummernde verdichtete Schwingungen transformieren – mit dem Ergebnis, dass sich Ihr Energiekleid zunehmend klärt, Sie mit immer weniger beeinflussenden Schwingungen in Resonanz gehen und Ihre Potenziale und Vorlieben deutlicher ausgestrahlt werden.

Solange Sie noch belastende Erlebnisse in Form von Schwingungen in Ihrem Energiekleid tragen, gehen Sie immer wieder in Resonanz mit ähnlichen Menschen und mit vergleichbaren Lebenssituationen.

Die Gegenwart leben und meistern

Die meisten Dinge, die wir im Laufe des Tages tun, erledigen wir unbewusst: Wir handeln, ohne darüber nachzudenken. Unter »bewusst« verstehen wir im Gegensatz dazu, durch keinen anderen Gedanken abgelenkt zu werden, also alles – Zähne putzen, essen, trinken, lesen, fernsehen, arbeiten, ausruhen, telefonieren, Auto fahren usw. – mit vollem Bewusstsein zu tun. Diese Art zu leben wäre praktizierte Meditation, die höchste Form von Meditation. Besinnen Sie sich immer wieder auf die eigenen Gedanken und hinterfragen Sie sich auch: Warum mache ich gerade dies oder das? Warum denke ich gerade an dieses oder jenes?

Mit der Zeit werden Sie erkennen, dass der überwiegende Teil Ihrer Gedanken, Gespräche und Handlungen unbewusst ausgeführt wird. Wenn Sie dies erkannt haben, sind Sie bereits einen Schritt weiter und können Ihre Gedanken und Handlungsweisen verstärkt bewusst aktivieren. Dadurch schaffen Sie ein Steuerungselement für ein bewussteres Leben. Machen Sie sich immer wieder bewusst: Die aktuellen Lebensumstände haben Sie kraft Ihrer Gedanken, Emotionen, Gespräche und Handlungen in der Vergangenheit selbst erschaffen. Es gibt niemanden, dem Sie für bestimmte Lebenssituationen die Schuld geben können – diese sind immer die Folge Ihres eigenen Tuns.

Liebe, Dankbarkeit und Wertschätzung für die bestehenden Umstände sind die Schlüssel für eine bessere Zukunft.

Das A und O – die Wertschätzung

Beginnen Sie, die Menschen und Dinge in Ihrem Leben wertzuschätzen. In der Regel nehmen wir alles als selbstverständlich. Doch es ist nicht selbstverständlich, z. B. einen Partner an seiner Seite zu haben, Kinder oder noch Eltern zu haben, in einer Wohnung zu leben, eigene Möbel oder andere Besitztümer zu haben, ein Auto zu fahren oder sich einen Urlaub leisten zu können.

Ein wichtiger Schritt auf dem Weg, die Gegenwart zu leben und zu meistern, ist es, den Menschen und Dingen in Ihrer unmittelbaren Umgebung Wertschätzung und Dankbarkeit entgegenzubringen. Mit ihnen sind Sie am meisten in Resonanz, sie haben Sie kraft der in Ihnen angelegten Schwingungen, Informationen und Programme angezogen, sie repräsentieren Ihr Leben. Zur Unterstützung können Sie sich der Menschen und Dinge in Ihrem Umfeld bewusst werden und dann eine »Welle« laufen lassen:

- Suchen Sie sich einen Punkt am Körper.
- Formulieren Sie die Absicht, beispielsweise: »Ich bin dankbar für meine Wohnung«.
- Scannen Sie den Körper und suchen Sie einen zweiten, korrespondierenden Punkt.
- Lassen Sie mental los.

Die Zukunft planen und realisieren

Die Vergangenheit zu bewältigen heißt, begleitend zur Gegenwart zu leben und zu agieren. Belastendes kann viele Jahre unbemerkt in einem Menschen schlummern, kommt manchmal aber unvermittelt in einer neuen Lebenssituation zum Vorschein.

Solange Sie nicht mit bestimmten Themen in Resonanz kommen, müssen auch keine Transformationen stattfinden. Doch immer dann, wenn etwas zutage tritt, bietet es sich an, die Zwei-Punkt-Methode anzuwenden.

So müssen Sie die Vergangenheit erst einmal als gegeben akzeptieren und die gegenwärtigen Lebenssituationen ausleben. So, wie es ist, haben Sie es sich erschaffen. Es sind die Früchte Ihres Denkens, Fühlens, Sprechens und Handelns.

Die Zukunft erschaffen Sie mit den Gedanken, Emotionen, Worten und Taten Ihrer Gegenwart.

Anders sieht es mit dem Planen und Realisieren der Zukunft aus. Die Zukunft wird das Ergebnis der Gedanken, Gefühle und Worte sein, die Sie heute, in der Gegenwart, formulieren. Sie selbst geben vor, wie Ihre Zukunft aussieht und wie Sie leben werden.

Wenn Sie das akzeptieren, können Sie ab sofort Ihre Zukunft so gestalten, wie Sie sie gern hätten. Die wichtigste Voraussetzung können wir nicht oft genug erwähnen: Bringen Sie Ihrem Jetzt Dankbarkeit und Wertschätzung entgegen und suchen Sie keinen Schuldigen mehr für das, was Ihrer Meinung nach noch unstimmig ist. Mit dieser inneren Haltung übernehmen Sie die volle Verantwortung für Ihr Leben. Bemühen Sie sich weiterhin, möglichst viele eigene Gedanken bewusst zu denken und die Dinge bewusst zu tun. Mit dieser einfachen Vorgehensweise werden Sie immer zentrierter und sich Ihres Selbsts bewusster.

Quantenbewusstsein erschafft Realität

Bewusstsein erschafft eine Idee.

Aus der Idee entsteht eine Matrix.

Die Matrix wird in das morphische Feld übertragen.

Durch Resonanz und Anziehung wird die Idee verdichtet.

Diese Verdichtung lässt Realität entstehen.

Intuition ist die Fähigkeit oder Begabung, ohne vom Verstand nachvollziehbares Wissen oder exakte Begründungen Entscheidungen treffen zu können. Intuitiv, aus dem »Bauch heraus« werden Entscheidungen dann getroffen, wenn man die zugrunde liegenden Zusammenhänge nicht kennt oder sie nicht versteht.

Eine Idee entwickelt sich in der Regel in Form eines Gedankens oder Bildes. Jeden Tag entstehen so Millionen von Ideen. Doch der überwiegende Teil dieser Ideen – mehr als 99 Prozent – wird niemals Realität bzw. in die dritte Dimension umgesetzt. In den seltensten Fällen werden Ideen Wirklichkeit.

Mit dem Aufkommen einer Idee wird eine Matrix, eine energetische Vorlage, geschaffen. Diese Matrix ist zwar noch energetisch schwach und unvollkommen, doch bildet sie bereits ein schwingendes Element, das kraft des Bewusstseins in das morphische Feld übertragen wird. Es ist für diese Idee die erste, eben noch schwache Verdichtung von Energie.

Jede Idee erzeugt aber sofort Resonanz in den energetischen Körpern. Die Schwingungen der bisher gemachten Erfahrungen – Gedanken, Gefühle, Erlebtes – gehen mit der neuen Idee in Resonanz – oder eben nicht. Je nachdem, was bereits im Energiekleid angelegt ist, kommen positive oder negative Gedanken und Gefühle hinzu. Daraus resultiert dann der nächste Schritt: die Entscheidung, die zu einer weiteren energetischen Verdichtung führt. Haben Sie eine intuitive Idee, einen Geistesblitz, treffen Sie eine Entscheidung, nämlich die, die Idee weiterzuverfolgen oder nicht. Sie sagen Ja oder Nein, aber Sie treffen eine Entscheidung.

Von der Idee zur Vision

Wenn Sie zu der Idee Ja gesagt haben, spielen Sie gedanklich damit. Sie erzeugen eine Vision, eine Vorstellung farbiger, bewegter und bewegender Bilder, die mit Gesprächen, Gerüchen und Emotionen kombiniert sind. Eine Vision kann Realität werden, wenn sie energetisch gestärkt und anziehend gemacht wird. Sie erinnern sich: Dort, wo Sie hinsehen, hinhören, hindenken, ist Ihre Energie, und das, worauf Sie Ihre Energie richten, das wächst. Ihre Vision erhält Kraft und Anziehung.

Und so entsteht eine Vision:

- Zunächst taucht das Bild einer Idealsituation auf.
- Ist das gedankliche Bild klein, wird es vergrößert.
- Ist das gedankliche Bild schwarz-weiß, wird es bunt gemacht.
- Anschließend wird das Bild belebt, es fängt an, sich zu bewegen – wie in einem Stummfilm.
- Nun kommen Geräusche, Stimmen, Gesang hinzu, es entsteht Leben, der Film wird inhaltlich angereichert.
- Zum Schluss wird die Szene sogar mit Gerüchen ausgemalt.
- Das ganze Bild bzw. der entwickelte Film lebt und entwickelt sich weiter. Ihr Ziel ist es, alles so zu sehen, wie es für Sie idealerweise sein soll.

Eine Vision ist eine Vorstellung. Sie stellen sich etwas vor, vor Ihrem geistigen Auge entsteht ein Bild. Sie sehen auf Ihre inneren Bilder und geben diesen Bildern Energie. Und wie Sie bereits wissen: Worauf Ihre Energie gerichtet ist, das wächst!

Von der Vision zur Imagination

Durch Imaginieren werden die idealen Bilder im Kopf zusammengestellt. Hierbei dürfen gern auch utopisch und aktuell noch nicht realistische Szenen eingebaut werden. Gelingt es Ihnen, sich bildlich etwas vorzustellen, lässt es sich auch in die Realität umsetzen. Bereits beim Entwickeln Ihrer Vision stellen Sie Bilder im Kopf zusammen, Sie imaginieren. Im Prinzip montieren Sie Ihre Vision und laden sie dabei mit Gedankenenergie auf. Sie sind in Ihrem mentalen Körper aktiv und verdichten dort Ihre Gedankenkräfte.

Daraufhin laden Sie Ihre Vision mit Gefühlen auf. Sie verbinden die geschaffene mentale Vision mit Ihrem Emotionalkörper und laden sie dadurch – emotional – mit höheren Schwingungen auf, da der Emotionalkörper eine andere Dichte als der Mentalkörper hat. So bringen Sie Denken und Fühlen zusammen.

Imagination ist das Mischen und Zusammenstellen von Gedanken, bis sie sich auf unterschiedlichste Weise verbinden. Es werden bewusst unterschiedliche bekannte Eigenschaften in Gedanken zusammengeführt, um ein gewünschtes Szenario zu erschaffen oder eine positive Emotion herbeizuführen.

Sie können eine Vision leicht mithilfe von Musik mit Gefühlen aufladen. Suchen Sie sich Musikstücke aus, bei denen Sie im wahrsten Sinne des Wortes eine Gänsehaut bekommen. Die Art der Musik – Klassik, Pop, Soul, Jazz – spielt dabei nur eine untergeordnete Rolle, sie sollte Ihnen lediglich dazu dienen, in eine positive Stimmung zu kommen. Das Aufschreiben Ihrer Vision stellt eine erste Verdichtung dar.

Affirmation – energetische Aufladung der Vision

Eine weitere energetische Aufladung der Vision erreichen Sie, indem Sie eine Kurzversion als Affirmation kreieren und diese wiederholt, immer wenn es möglich ist, und idealerweise laut und bewusst aussprechen – beim Autofahren, unter der Dusche, nach dem Aufstehen, vor dem Einschlafen.

Doch diese Affirmationen lediglich auszusprechen, nützt wenig. Erst in dem Moment, in dem Sie die Affirmation bewusst aussprechen und mit Gefühlen belegen, erreichen Sie eine starke energetische Aufladung. Die Gefühle lassen sich recht einfach wieder mithilfe der passenden Musik erzeugen.

Jedes Mal, wenn Sie Ihre Vision durch mentale Kraft und emotionale Energie hochschwingend aufgeladen haben, übergeben Sie den Auftrag voller Vertrauen an Ihr Höheres Selbst – mit der Gewissheit, dass alles sich so gestalten wird, wie es für Sie und alle Beteiligten vom größten Nutzen sein wird, also zum Wohle und Nutzen aller.

Bringen Sie dieses Vertrauen ein und lassen Sie los – dann haben Sie eine Verbindung zu Ihrem spirituellen Körper hergestellt; Sie haben Denken, Fühlen und Wollen zusammengefügt.

Bei der Affirmation geht es darum, sich durch immer wiederholende einfache Aussagen in Form von Gebeten oder Mantras selbst zu beeinflussen. Ziel hierbei kann es sein, die Selbstheilung anzuregen, sich einer Sache positiv zu öffnen oder neue Erkenntnisse zu erlangen.

Der letzte Schritt – die Manifestation

Ihr Denken, Fühlen und Wollen erschaffen das Sein, die Manifestation. Damit haben Sie alle vier Energiekörper in Einklang gebracht – zur Realisierung Ihrer Zukunft:

- Der mentale Körper steht für das Denken.
- Der emotionale Körper steht für das Fühlen.
- Der spirituelle Körper steht für das Wollen.
- Der physische Körper steht für das Handeln.

Idealerweise sollten Sie sich jeden Tag ein paar Minuten Zeit nehmen, um Ihre Vision aufzurufen und als Film ablaufen zu lassen. Zum Abschluss Ihrer Vision verbinden Sie sich mittels der Zwei-Punkt-Methode mit dem Universum und aktivieren Ihre Vision noch einmal energetisch.

Durch die Energiewelle werden auch weniger passende Elemente transformiert, und die Vision erhält eine enorme energetische Qualität mit beschleunigter Verwirklichungstendenz: Es entsteht eine Manifestation.

Wenn Sie diese Vorgehensweise konsequent – idealerweise täglich – maximal 90 Tage lang wiederholen, können Sie sicher sein, dass

Eine Idee verwirklichen

- **Sie haben eine Idee, die Sie als Ihre Realität verwirklicht sehen wollen.**
- **Für diese Idee entstehen Bilder in Ihrem Kopf.**
- **Sie erzeugen aus der Idee und den zugehörigen Bildern einen Film als Vision.**
- **Die Vision wird mit Gefühlen aufgeladen.**
- **Sie schreiben die Vision mit emotional hoch schwingenden Worten auf.**
- **Sie formulieren eine Kurzversion in Worten, um diese immer wieder einmal auszusprechen.**
- **Sie übergeben die Vision voller Vertrauen durch Loslassen an das Universum.**
- **Abschließend aktivieren Sie die Energie jedes Mal durch eine »Welle«.**

Als Manifestation werden Dinge bezeichnet, die in der Realität erkennbar oder sichtbar oder für die Realität festgeschrieben werden.

sich Ihre Ideen und Visionen verwirklichen. Unsere Erfahrungen bei dieser Vorgehensweise haben uns gezeigt, dass sich viele unserer Wünsche und Visionen innerhalb von 90 Tagen zu realisieren beginnen. Mit jeder Aktivierung Ihrer Vision erhöhen Sie die Energie im morphischen Feld. Sie erzeugen somit ein wachsendes morphogenetisches Feld, mit immer stärker werdender Anziehung auf alles, was für die Verwirklichung benötigt wird.

Dies können weiterführende Ideen sein, ergänzende Informationen aus allen möglichen Bereichen oder auch die »richtigen« Menschen, zu denen sich plötzlich ein Kontakt bietet. Ihre Vision erhält eine begeisternde Dynamik und verdichtet sich mehr und mehr.

Sie können Ihre Vergangenheit bewältigen, indem Sie die verdichteten und behindernden Schwingungen in Ihrem Energiekleid transformieren. Denken, fühlen und handeln Sie bewusst, leben Sie das Hier und Jetzt in Dankbarkeit und Wertschätzung und planen und realisieren Sie die Zukunft, indem Sie Ideen und Visionen aktivieren und die vier Energiekörper harmonisch zusammenbringen.

Die Matrix-Inform-Anwendung im Überblick

Sie haben die Möglichkeit, Matrix Inform wo und wann auch immer anzuwenden, bei sich selbst oder bei anderen. Dabei arbeiten Sie mit der Kraft des reinen Bewusstseins und stellen die Weichen dafür, dass eine Heilung stattfinden kann. Mehr nicht!

- Zur **Vorbereitung** einer Matrix-Inform-Anwendung gehört es, dass der Anwender nicht darüber nachdenkt oder vorformuliert, wie die Heilung auszusehen hat, denn damit beeinträchtigt er den Heilungsvorgang.
- Versuchen Sie nicht, mit Ihren Gedanken zu heilen, überlassen Sie das dem Universum. Versuchen Sie auch nicht, Energie in den Klienten »hineinfließen zu lassen«, nur weil Sie im Moment keine Veränderungen bemerken.
- Ebenso wenig wie es möglich ist, die Veränderungen oder die Heilung vorherzusagen, so sicher ist es auch, dass es keine Nebenwirkungen oder Verschlechterungen gibt. Der einzige »Fehler«, den ein Matrix-Inform-Anwender oder ein Klient machen kann, besteht darin, Matrix Inform nicht auszuprobieren. Erst in der praktischen Anwendung wird erkennbar, was in der persönlichen Situation veränderbar ist. Wer es nicht ausprobiert, hat eine mögliche Chance vertan.

Um Ihr Leben zu gestalten, müssen Sie wissen, was Sie wollen. Dieses Wollen laden Sie mit positiven Gefühlen auf und verstärken es durch Imaginieren mit Gedankenenergie. Ihr zielgerichtetes Handeln erschafft dann Ihr Sein.

- Teilen Sie den Klienten zu Anfang der Sitzung mit, dass Sie nicht wissen, wann sich die heilenden Impulse bemerkbar machen werden. Selbst wenn deutlich sichtbare und spürbare Reaktionen vor Ort stattfinden, kann es Tage dauern, bis eine Veränderung bemerkbar wird. Weisen Sie auch darauf hin, dass es notwendig werden kann, Matrix Inform mehrmals hintereinander anzuwenden.
- Entscheiden Sie, ob Sie die Methode im Stehen, Sitzen oder Liegen durchführen. Wenn die Klienten stehen, sind Reaktionen deutlicher zu beobachten. Denken Sie aber auch an die Gefahr des plötzlichen Umfallens, weil sich die Muskulatur schlagartig entspannen kann. Sorgen Sie für eine optimale **Absicherung.**
- Führen Sie die **Zwei-Punkt-Methode** bei sich selbst oder beim Klienten durch und **beobachten** Sie den Klienten, da dieser im Anschluss an die Anwendung vielleicht etwas Zeit braucht, um sich zu orientieren – besonders dann, wenn in kurzer Zeit viel körperlicher Stress und seelische Belastungen aufgelöst werden. Das sollten Sie auch bei einer Selbstanwendung beherzigen.

Alle Module und Vorgehensweisen mit Matrix Inform eignen sich für Selbstanwendungen, Fremdanwendungen und Fernanwendungen.

- Entscheiden Sie in Absprache mit dem Klienten sowie mithilfe Ihrer Intuition, ob Sie eine **weitere Anwendung** anschließen oder ob Sie es mit dieser Sitzung zunächst einmal bewenden lassen. Es gibt keine Regeln, die z. B. besagen, dass man nur eine Anwendung pro Tag durchführen sollte. Dies hängt immer davon ab, wie es sich für die Beteiligten am besten anfühlt. Der Spruch »Viel hilft viel« trifft auf die Anwendung von Matrix Inform nicht zu.
- Zur Vorbereitung einer weiteren Anwendung können Sie – sofern der Klient dafür zugänglich ist – ein kurzes **Feedback** erfragen. Sie verstehen damit nicht nur besser, wie die Methode funktioniert, Sie können sich auch besser auf den Klienten einstellen. So wäre es z. B. hilfreich zu wissen, ob das gleiche Thema erneut aufgegriffen oder ein Themenwechsel vorgenommen werden sollte. Ver-

schlimmern sich die Beschwerden im Anschluss an eine Sitzung, sollten Sie diese Reaktion richtig einschätzen können und den Klienten entsprechend informieren: Das ist eine ganz normale Reaktion. Geht es dem Klienten während der Anwendung deutlich schlechter und will der Klient nicht weitermachen, brechen Sie die Sitzung ab. Dann ist zunächst vielleicht ein Themenwechsel angezeigt. Akzeptieren Sie das Verhalten des Klienten, wie immer es auch aussehen mag.

- Manche Transformationsprozesse – Zittern, Wackeln, Schwanken, Tanzen u. Ä. – dauern länger an.
- Wenn Sie einen solchen Prozess beim Klienten beenden wollen, nehmen Sie die Hand des Klienten und bitten Sie ihn, Ihre Hand zu drücken. Weiterhin soll der Klient tief ein- und ausatmen und seinen Körper wieder bewusst fühlen, etwa durch Anspannen der Muskeln oder betontes Auftreten mit den Füßen.

Verdichtete Energien finden einen körperlichen Ausdruck. Durch Transformation verändert sich der körperliche Ausdruck, was vorübergehend fühlbar, sichtbar und nicht kontrollierbar ist. Ist die Transformation abgeschlossen, hören die Begleitreaktionen automatisch auf.

Literatur

Bartlett, Richard: *Matrix Energetics*. Kirchzarten, VAK 2008
Brennan, Barbara Ann: *Licht-Heilung*. München, Goldmann 1994
Diers, Michaela: *Hildegard von Bingen*. München, DTV 1998
Emoto, Masaru: *Die Botschaft des Wassers*. Burgrain, KOHA 2002
Goswami, Amit: *Das bewusste Universum*. Stuttgart, Lüchow 2007
Heede, Günter/Schriewersmann, Wolf: *Matrix Inform – Heilung im Licht der Quantenphysik*. München, Südwest Verlag 2010
Hicks, Esther & Jerry: *The Law of Attraction*. Berlin, Allegria Verlag 2008
Krattinger, Franziska: *Ein Wort genügt*. Güllesheim, Die Silberschnur 2007
Krattinger, Franziska: *Machtworte*. Güllesheim, Die Silberschnur 2008
Neuner, Werner: *Die Matrix des Bewusstseins*. Graz, Antasira 2004
Neuner, Werner: *Der Matrixcode und die Bewusstseinsformeln*. Graz, Antasira 2005
Popp, Fritz-Albert: *Die Botschaft der Nahrung*. Frankfurt, Zweitausendeins, 2. Aufl. 2000
Schmidt/Lang: *Physiologie des Menschen*. Heidelberg, Springer Medizin, 4. Aufl. 2007
Sheldrake, Rupert: *Das Gedächtnis der Natur*. Frankfurt, Fischer, 12. Aufl. 2008
Sheldrake, Rupert: *Das schöpferische Universum*. München, Ullstein 2009
Sheldrake, Rupert: *Der siebte Sinn der Tiere*. Frankfurt, Fischer TBV, 3. Aufl. 2009
Stejnar, Emil: *Die vier Elemente*. Wien, Ibera Verlag 2008

Über die Autoren

Günter Heede, Jahrgang 1953, ist seit mehr als zehn Jahren als Schulungs- und Ausbildungsleiter im Bereich Alternative Heilmethoden und Energiearbeit tätig. Das von ihm und seiner Frau gegründete Heede-Institut steht seit Jahren für die verständliche Vermittlung von Wissen aus den Bereichen Metaphysik und Energetische Heilweisen. Seit 2008 bietet er über sein Institut Basis- und Spezialseminare dazu an.

Dr. med. Wolf Schriewersmann, geboren 1950, ist Facharzt für Allgemeinmedizin und Naturheilverfahren sowie Facharzt für Anästhesie und Rettungsmedizin. Seit 1989 ist er als Hausarzt und Notarzt im Einsatz. Seine besondere Aufmerksamkeit gilt seit mehr als 20 Jahren alternativen Heilmethoden und der Energiemedizin. »Geistiges Heilen« gehört mit zu seinen erlernten und praktizierten Methoden, wie jetzt auch das Arbeiten mit der Matrix.

Adressen

Heede-Institut
Günter und Bärbel Heede / Metaphysik und Energetische Heilweisen
E-Mail: info@heede-institut.de; Internet: www.matrix-inform.com

Dr. med. Wolf Schriewersmann
Osnabrücker Straße 8, 49219 Glandorf, Tel.: 0 54 26 / 33 47
E-Mail: info@dr-schriewersmann.de
Internet: www.dr-schriewersmann-glandorf.de; www.alternatives-heilen.com

Hinweis für unsere Leser

Die Informationen in diesem Buch sind von Autoren und Verlag sorgfältig erwogen und geprüft, dennoch kann eine Garantie nicht übernommen werden. Eine Haftung der Autoren bzw. des Verlags und seiner Beauftragten für Personen-, Sach- und Vermögensschäden ist ausgeschlossen.

Bildnachweis

Umschlag: Reinhard Soll, München, unter Verwendung von Illustrationen von Irina Schönleber; Illustrationen: Bettina Kammerer, München

Verlagsgruppe Random House FSC®-DEU-0100
Das für dieses Buch verwendete FSC®-zertifizierte Papier *LuxoArt samt* liefert Sappi, Biberist, Schweiz

MIX
Papier aus verantwortungsvollen Quellen
FSC® C005833

Impressum

Redaktion:
Dr. Ulrike Kretschmer
Projektleitung:
Sven Beier
Redaktionsleitung:
Karin Stuhldreier
DTP / Satz und Gesamtproducing:
Dr. Alex Klubertanz
Bildredaktion:
Annette Mayer
Korrektorat:
Nicola von Otto

Druck und Bindung:
Těšínská tiskárna a.s., Český Těšín
Printed in the Czech Republic

ISBN: 978-3-517-08697-2
817 2635 4453 6271

Register